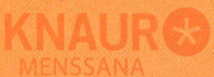

KNAUR
MENSSANA

DR. MARKUS ZILLGENS * SABINE PORK

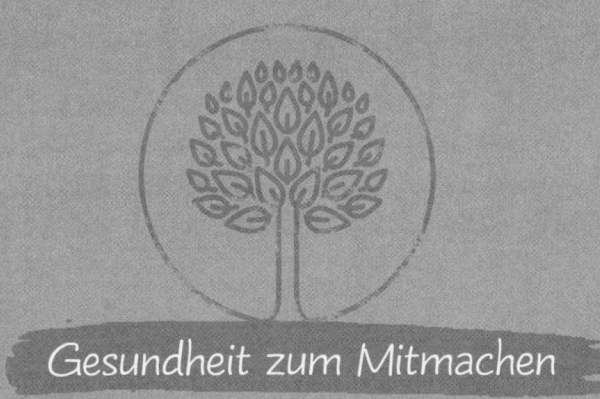

Gesundheit zum Mitmachen

Hilfe bei
HERZBESCHWERDEN

- ✔ Selbst aktiv werden
- ✔ Beschwerden lindern und heilen
- ✔ Lebensqualität steigern

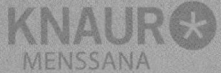

KNAUR
MENSSANA

VORWORT

Haben Sie auch »Herz«? Herzkrankheiten sind häufig. An Bluthochdruck leiden nach Auskunft des Statistischen Bundesamtes 40 Prozent der Vierzig- bis Fünfzigjährigen und 80 Prozent der Sechzig- bis Siebzigjährigen. Und unter einer koronaren Herzkrankheit (Verkalkung der Herzkranzgefäße) leiden mehr als 20 Prozent aller Deutschen im Rentenalter.

Die schlechte Nachricht dazu: Herz-Kreislauf-Erkrankungen sind lebensgefährlich. Fast 40 Prozent aller Sterbefälle in Deutschland sind auf diese Gruppe von Krankheiten zurückzuführen, mehr als bei allen Krebserkrankungen zusammengenommen.

Aber es gibt auch eine gute Nachricht: Sie können diese Krankheiten sehr gut beeinflussen! Sie können Bluthochdruck und Arterienverkalkung ausbremsen und zum Teil sogar rückgängig machen. Und dabei soll unser Buch mit seinen Selbsthilfemaßnahmen und Vorschlägen zu einem gesünderen Lebensstil helfen.

Die beschriebenen Maßnahmen sind – insbesondere in Kombination – von großer Wirksamkeit und werden zum überwiegenden Teil auch von Schulmedizinern befürwortet. Und wo sie nach gängigem Wissenschaftsbegriff nicht »bewiesen« sind, gibt es auf jeden Fall umfangreiche Erfahrungen. Die Vorschläge wirken auf sanfte Weise – und sie kosten nicht viel. Alles gute Gründe, sich mit ihnen zu beschäftigen und sie in Ihren Alltag einzubauen.

Gleichzeitig sei aber bei aller Begeisterung für die Naturheilkunde auch gesagt: Sie wären dumm, wenn Sie jetzt Ihre Tabletten wegwerfen und nie mehr zum Arzt gehen! Nutzen Sie die Möglichkeiten der modernen Medizin, vertrauen Sie auf die wirklich wunderbaren Errungenschaften der Kardiologie. Und blicken Sie dann über den Tellerrand hinaus und nehmen Sie mit den Möglichkeiten der Naturheilkunde Ihr Schicksal ein Stück weit selbst in die Hand.

In diesem Sinne wünschen wir Ihnen – von ganzem Herzen – gute Gesundheit und gute Besserung.

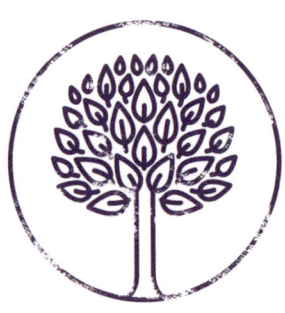

Wie Herzbeschwerden entstehen

Bevor wir in den folgenden Kapiteln die fünf Säulen Lebensstil/Stressbewältigung, Bewegung, Wasseranwendungen, Pflanzenheilkunde und Ernährung genauer und ganz praktisch betrachten, werfen wir gemeinsam einen Blick auf die häufigsten – und gefährlichsten – Herz-Kreislauf-Erkrankungen.

Bluthochdruck *(arterielle Hypertonie)*

Bluthochdruck ist die häufigste Herz-Kreislauf-Erkrankung. Dabei steht das Blut in den Gefäßen unter zu hohem Druck, entweder durch zu viel Volumen (vom Herzen ausgeworfenes Blut) und/oder durch zu eng gestellte Gefäße. Der Blutdruck wird vor allem durch Hormone gesteuert, darunter das Stresshormon Adrenalin. Bei 90 Prozent der Patienten lässt sich keine Ursache finden, der Bluthochdruck ist »einfach da«.

Der Blutdruck schwankt wellenförmig: Nach einem Herzschlag kommt die kräftige Pulswelle (»erster Wert«, systolischer Druck), anschließend sinkt der Druck bis zum nächsten Herzschlag wieder ab (»zweiter Wert«, diastolischer Druck).

Als erhöht gilt ein Blutdruck
+ ab 140 mmHg systolisch und/oder
+ ab 90 mmHg diastolisch

Nun fühlen sich die allermeisten Menschen mit Bluthochdruck ganz gut. Meist fällt er erst anlässlich einer Routinemessung beim Arzt auf. Nur wenige leiden an Kopfschmerzen oder Schwindel. Einige fühlen sich sogar vorübergehend schlapp und müde, wenn der Bluthochdruck erfolgreich behandelt wird. Trotzdem sollte man ihn unbedingt in den Zielbereich bringen (und nicht bloß »ein bisschen« seine Tabletten nehmen). Sonst folgen nach einigen Jahren die Komplikationen: Durch Gefäßverkalkung *(Arteriosklerose)* kann es zu zahlreichen Krankheiten kommen wie Herzinfarkt, Schlaganfall und peripherer arterieller Verschlusskrankheit, außerdem Umbau des Herzmuskels *(Hypertensive Herzkrankheit)*, Nierenschwäche bis hin zum Nierenversagen, Aufweitung bis hin zum Platzen der Hauptschlagader *(Aneurysma* bzw. *Dissektion* und *Ruptur)* und Augenschäden. Bluthochdruck ist also nicht nur eine Herz-Kreislauf-Erkrankung, sondern einer der wichtigsten Risikofaktoren für Herzinfarkt und andere lebensbedrohliche Krankheiten!

An erster Stelle der Behandlung stehen Allgemeinmaßnahmen und Lebensstilveränderungen: Bewegung, Gewichtsnormalisierung, Ernährungsumstellung, Rauchstopp, Mäßigung von Kaffee- und Alkoholkonsum. Hinzu kommen Pflanzenheilkunde, Wasseranwendungen (Hydrotherapie) und vor allem Stressbewältigung. Besonders die letzten beiden Maßnahmen werden häufig vergessen und vernachlässigt: Sie erfordern etwas mehr Wissen, Zeit und Motivation.

Sie haben es in der Hand! Ein nennenswerter Teil der Menschen mit leichtem Bluthochdruck kommt allein mit Lebensstilveränderungen schon zu einem idealen Blutdruck. Und durch Behandlung mit Tabletten kann man die Hälfte der Herzschwächen, ein Drittel der Schlaganfälle und ein Viertel der Herzinfarkte verhindern.

Zuckerkrankheit *(Diabetes mellitus)*

Genau wie der Bluthochdruck ist die Zuckerkrankheit ein wichtiger Risikofaktor für Herzinfarkt und andere lebensbedrohliche Krankheiten. Nach Auskunft des Robert Koch-Instituts sind fast 10 Prozent der Deutschen Diabetiker, insgesamt acht Millionen Menschen. Bei den über Siebzigjährigen ist es fast ein Viertel. Sie alle haben einen zu hohen Blutzuckerspiegel, und bei der besonders häufigen Form des Diabetes mellitus Typ 2, dem sogenannten »Alterszucker«, liegen die Gründe im dauerhaften »zu guten« Essen. Der Körper will den erhöhten Blutzuckerspiegel durch die Produktion von immer mehr Insulin in der Bauchspeicheldrüse (Pankreas) senken. Dauerhaft erhöhtes Insulin lässt aber die Zellen resignieren: Sie reagieren nur noch schwach darauf und nehmen immer weniger Zucker auf. Der Blutzucker wird nicht mehr ausreichend gesenkt, und die Bauchspeicheldrüse gibt noch mehr Gas – ein Teufelskreis. Später erschöpft sie sich durch die ständige Be- und Überlastung und produziert immer weniger Insulin. Der Blutzucker steigt »ins Unermessliche«.

Der Alterszucker kommt schleichend und wird meist nur bei einer Routinemessung entdeckt. Genau wie der Bluthochdruck ist allein schon das ein Grund für regelmäßige Vorsorgeuntersuchungen beim Hausarzt! Diabetes kann sich aber auch durch Müdigkeit, großen Durst und große Urinmengen, Hautkrankheiten und Potenzstörungen bemerkbar machen.

Auch hier brauchen Sie eine optimale Behandlung, sonst drohen Komplikationen: Zum einen kommt es wie beim Bluthochdruck zur Verkalkung der großen Gefäße mit der Gefahr von Herzinfarkt und Schlaganfall. Zum anderen verkalken aber auch die kleinen Gefäße in den Nieren (Gefahr von Nierenversagen), Augen (Erblindung) und Nerven (Polyneuropathie, beispielsweise Gefühlsstörungen). Auch hier sind Lebensstilveränderungen die Grundlage der schulmedizinischen Behandlung: Nur durch Gewichtsverlust und eine gesunde Ernährung, kombiniert mit mehr Bewegung, kann der Teufelskreis durchbrochen werden. Natürlich hilft auch Stressbewältigung dabei, den Versuchungen zu widerstehen. Den Lebensstil und alte Gewohnheiten zu ändern ist sicher schwer, aber die gute Nachricht ist: Wenn Patienten mit Alterszucker ihr Gewicht normalisieren, ist eine Behandlung mit Medikamenten meist nicht mehr nötig!

Störungen der Blutfette

Mehr als jeder Zweite über vierzig hat einen zu hohen Cholesterinspiegel. Ebenso viele haben einen zu hohen Triglyzerid- bzw.- Neutralfett-Spiegel.

Das (Gesamt-)Cholesterin setzt sich aus dem »schlechten« LDL-Cholesterin und dem »guten« HDL-Cholesterin zusammen. Oft wird auch ihr Verhältnis, also der LDL/HDL-Quotient, betrachtet. Daneben gibt es noch Neutralfette (Triglyzeride). Gesamt-Cholesterin, LDL und Triglyzeride sollten möglichst niedrig sein.

Es gibt zwar auch Medikamente und Krankheiten, die zu einem erhöhten Blutfettspiegel führen können, aber meist liegt es auch hier wieder am Lebensstil (»Wohlstands-Syndrom«): zu viele Kalorien, zu viel Zucker und Alkohol, Übergewicht und Diabetes. Eine Störung der Blutfette führt zur Gefäßverkalkung (Arteriosklerose) mit den entsprechenden Folgekrankheiten und zusätzlich zu Fettleber und Bauchspeicheldrüsenentzündung. Eine Störung der Blutfette ist also einer der wichtigsten Risikofaktoren für Herzinfarkt und andere lebensbedrohliche Krankheiten!

Auch hier stehen Änderungen der Ernährung und des Alkoholkonsums sowie eine Gewichtsreduzierung im Vordergrund. Und auch hier helfen Bewegung und Stressmanagement.

Gefäßverkalkung (Arteriosklerose)

Kommen wir zu einer Folge des ungesunden Lebens, der Arteriosklerose. Sie wird durch neun veränderliche Risikofaktoren begünstigt:
+ Rauchen
+ Störung der Blutfette
+ Bluthochdruck
+ erhöhter Blutzucker
+ Übergewicht und Bauchfett
+ psychische und soziale Belastungen
+ Mangel an Gemüse und Obst in der Ernährung
+ Alkohol
+ Bewegungsmangel

Wie kommt es zur Arteriosklerose?

Vermutlich entstehen durch Bluthochdruck kleine Risse in der Gefäß-wand. Der Körper versucht sie zu flicken, verstärkt dazu die Muskel-schicht in der Gefäßwand und schickt Fresszellen hinein, die sich mit Fetten vollfuttern. Es entsteht eine Plaque (Ablagerung), die das Gefäß allmählich verstopft und weniger Blut passieren lässt. Zum Schluss kann die Plaque aufbrechen, und es setzt sich ein Blutgerinnsel (Thrombus) darauf, welches das Gefäß entweder direkt komplett verstopft oder abrei-ßen kann und dann »stromabwärts« ein Gefäß verschließt (Embolie).

Kommt es zu einem kompletten Verschluss einer Schlagader (Arterie), dann bekommt das Gewebe dahinter kein Blut und keinen Sauerstoff mehr, und es stirbt innerhalb von Minuten ab. Wenn das Gefäß nur »ver-engt« ist, reicht die Durchblutung in Ruhe oft noch aus – bei Belastung treten allerdings Beschwerden auf (beim Herzen zum Beispiel Brust-schmerzen und Luftnot).

. . . .UND DARAUF SOLLTEN SIE ACHTEN. . . .
Sollten Sie unter stärkeren Brustschmerzen als sonst oder neuen Ausfällen der Sicht/Bewegung/Sprache ... leiden, suchen Sie bitte sofort einen Arzt auf, im Zweifelsfall mit dem Rettungsdienst!

Ist bei der koronaren Herzkrankheit (KHK) ein Herzkranzgefäß (Koro-nararterie) verengt, dann kommt es zur Angina Pectoris, einem Schmerz- und Engegefühl in Brust, Oberbauch, Rücken oder Hals. Kommt es zum kompletten Verschluss, entsteht ein Herzinfarkt (Myokardinfarkt). Ein Teil des Herzmuskels stirbt ab, und es kann zu einer Herzschwäche (Herz-insuffizienz) kommen, zu einer lebensbedrohlichen Herzrhythmusstö-rung und im schlimmsten Fall zum plötzlichen Herztod.

Verkalken die Gefäße zum oder im Gehirn, dann kann eine Demenz entstehen. Beim kompletten Verschluss, dem Schlaganfall, stirbt Gewebe im Gehirn ab. Je nachdem, welche Aufgabe der betroffene Gehirnbereich hatte, kommt es zu vorübergehenden oder gar dauerhaften Ausfällen (Sehen, Bewegung, Tastsinn, Sprache, Gleichgewicht, Psyche ...).

Bei der peripheren arteriellen Verschlusskrankheit (pAVK) kommt es beim Gehen zu Durchblutungsstörungen in den Beinen mit ziehenden, muskelkaterartigen Schmerzen, die zum Stehenbleiben zwingen – man spricht auch von »Schaufensterkrankheit«. Im Endstadium führt die periphere arterielle Verschlusskrankheit zu Wundheilungsstörungen und Absterben der Füße oder Beine.

Rhythmusstörungen

Vorhofflimmern

Herzstolpern (Palpitationen) kann viele Ursachen haben. Mit Abstand die häufigste Rhythmusstörung ist die absolute Arrhythmie, das Vorhofflimmern (VHF). Ungefähr jeder Zehnte im Rentenalter hat Vorhofflimmern! Im Gegensatz zum Kammerflimmern kann man mit dem Vorhofflimmern lange und gut leben. Es kann ohne erkennbaren Grund entstehen oder aufgrund anderer Krankheiten, aber meistens ist es eine Folge von Herz-Kreislauf-Erkrankungen, besonders Bluthochdruck.

Beim gesunden Menschen gibt der körpereigene Schrittmacher, der Sinusknoten, mit einem Stromsignal den Auftakt zum Herzschlag. Der Sinusknoten liegt im rechten Vorhof. Der Strom wird über »Kabel« (Reizleitungsbahnen) im gesamten Herz verteilt. Er führt zu einer Erregung der Herzmuskelzellen in den Vorhöfen und Kammern, die sich zusammenziehen. Im Idealfall machen nun alle Herzmuskelzellen eine koordinierte Pumpbewegung.

Anders beim Vorhofflimmern: In den Vorhöfen liegt ein »Kurzschluss« vor. Der Sinusknoten ist nicht länger Taktgeber, sondern es herrscht elektrisches Chaos. Die Herzmuskelzellen in den Vorhöfen schlagen unregelmäßig und viel zu schnell: 350 bis 600 Mal in der Minute! Die Vorhöfe pumpen nicht, sie »flimmern«. Würden die Kammern auch flimmern, wäre das tödlich (Kammerflimmern). Zum Glück haben wir aber eine Absicherung: An der Grenze der Vorhöfe zu den Kammern liegt der AV-Knoten. Ehe die Stromkabel in die Kammern kommen, müssen sie ihn passieren. Er lässt aber nicht jede Erregung durch – die Kammern flimmern daher nicht 350 Mal pro Minute, sondern schlagen 100 bis 150 Mal. Das ist immer noch zu schnell, aber immerhin nicht tödlich! Außerdem kommen die Erregungen nicht mehr regelmäßig in die Kammern – die Kammern (und damit das Herz) schlagen in absoluter Arrhythmie.

Wer Vorhofflimmern zum ersten Mal hat, spürt meist Herzrasen, Kreislaufprobleme, Nervosität. Oft verschwindet es anfangs von selbst, wird dann immer hartnäckiger, kann mit Stromstößen in Kurznarkose oder Tabletten für eine Weile zurückgedrängt werden, bleibt aber irgendwann dauerhaft. Das Herzrasen kann und sollte durch Medikamente wie zum Beispiel Betablocker gebremst werden.

Um Sie zu beruhigen: Vorhofflimmern führt *nicht* zum Tod. Durch das ungeordnete und schnelle Schlagen kommt es zu einem nur geringen Kraftverlust des Herzens. Gefährlich sind aber die Blutgerinnsel, die sich bei älteren und herzkranken Menschen in den flimmernden Vorhöfen bilden können. Werden sie aus dem Herzen hinausgespült, können sie eine Schlagader im Gehirn verstopfen und einen Schlaganfall auslösen. Das sollte man unbedingt verhindern: In den meisten Fällen sind blutverdünnende Medikamente nötig.

. . . .UND DARAUF SOLLTEN SIE ACHTEN. . . .

Herzrhythmusstörungen können sehr belastend sein, weil viele Patienten nicht wissen, was da in ihrem Körper passiert, und sich große Sorgen machen. Lassen Sie sie erst vom Arzt abklären und sich dann mit natürlichen Maßnahmen und Medikamenten helfen. Sobald die Rhythmusstörungen verschwunden sind, geht es Ihnen besser. Und auch mit permanentem Vorhofflimmern kann ein langes Leben von guter Qualität geführt werden.

Extrasystolen

Noch häufiger als das Vorhofflimmern sind *Extrasystolen*. Es handelt sich um einzelne Extraschläge, die bei einem gesunden Sinusrhythmus »aus der Reihe tanzen«. Die Extrasystolen können im Vorhof oder in der Kammer entstehen. Die Ursache sind oft »Überreizungen« (bei Übermüdung, starken Gefühlen, Alkohol/Koffein/Nikotin …). Das hat jeder gelegentlich, auch gesunde Menschen. Es können aber auch eine Herzkrankheit und andere Erkrankungen dahinterstecken.

Extrasystolen sind normalerweise harmlos. Sie sagen meist nichts über die Lebenserwartung oder das Risiko für einen Herzinfarkt aus und müssen auch nicht behandelt werden. Nur wenn das Stolpern anhaltend als beängstigend oder störend empfunden wird, sollte es ärztlich abgeklärt werden. Dann kann zum Beispiel ein Betablocker helfen.

Sollten Sie Herzstolpern, -klopfen oder -rasen bemerken, dann können Sie es folgendermaßen prüfen:

+ Tasten Sie Ihren Puls am Handgelenk oder an der Halsschlagader.
+ Wie schnell schlägt das Herz?
+ Zählen Sie die Herzschläge in einer Minute (oder in 15 Sekunden und multiplizieren Sie mit vier). Normal sind 60 bis 100 Schläge in der Minute, bei Aufregung oder Anstrengung auch mehr.
  Ist immer nur ein einzelner Schlag aus der Reihe (Extrasystole), oder gibt es überhaupt keine Ordnung mehr (absolute Arrhythmie)?
+ Ist der Blutdruck normal? Manchmal ist der Blutdruck so erhöht, dass man das Herz »bis zum Hals klopfen« fühlt, auch wenn es im richtigen Rhythmus ist.

Untersuchungen und Behandlungen

Bei Vorliegen einer oder Verdacht auf eine Herz-Kreislauf-Erkrankung kommen verschiedene Untersuchungen zur Anwendung. Neben Blutdruckmessung und Laboruntersuchungen von (Langzeit-)Blutzucker sowie Blutfetten sind die wichtigsten der Ultraschall, das Belastungs-EKG und der Herzkatheter.

Beim Ultraschall des Herzens (»Echo«) prüft man vor allem die Pumpkraft des Herzens, seine Größe und die Herzklappen. Bei Verengungen oder Verschlüssen von Gefäßen kommt es zu Durchblutungsstörungen in den Gebieten dahinter. Die mangelhafte Versorgung führt oft zu Einschränkungen der Pumpkraft und zu Wandbewegungsstörungen, die im Ultraschall sichtbar sind. Nach einem Herzinfarkt fehlt die Beweglichkeit im Bereich der Infarktnarbe oft vollständig. Ist die Gefäßverengung nicht so hochgradig, kann man im Herzultraschall allerdings oft (noch) keine Besonderheiten erkennen.

Bei den Halsschlagadern dagegen kann mit dem Ultraschall das Ausmaß der Verkalkung bzw. des Verschlusses *direkt* erfasst werden. Die Bauchschlagader (Aorta) wird bei Bluthochdruck häufig mit dem Ultraschall auf eine gefährliche Aussackung (Aneurysma) geprüft. Die Aussackungen können reißen oder platzen (Dissektion bzw. Ruptur), was zu lebensbedrohlichen inneren Blutungen führen würde.

Sind die Herzkranzgefäße durch Gefäßverkalkung etwas verengt, sieht nicht nur der Herzultraschall, sondern auch das EKG in Ruhe oft normal aus. In diesem Fall kann man als Stresstest ein Belastungs-EKG oder besser noch (weil genauer) ein Belastungs-Echo machen. Dabei sitzt man auf einem Fahrrad, und es wird ein EKG oder ein Echo durchgeführt. Bei der Belastung bzw. dem Stress durch das Fahrradfahren braucht der Herzmuskel mehr Blut. Das können aber nur gesunde, weite Herzkranzgefäße liefern. Die Verengung der Herzkranzgefäße führt bei Belastung zu einer unzureichenden Blutversorgung des Herzmuskels. Das schlägt sich im EKG oder im Echo/Ultraschall nieder, womit dann der Verdacht auf eine koronare Herzkrankheit sehr wahrscheinlich ist.

Anschließend muss mittels eines Herzkatheters (Koronarangiografie, Koro) die Verengung der Herzkranzgefäße sicher festgestellt und lokalisiert werden. Mit dem Herzkatheter kann die Verengung dann auch direkt behandelt werden. Selbst ein Verschluss kann wieder aufgebohrt werden. Ein kleiner Ballon bläst das Gefäß auf und weitet es. Anschließend wird ein kleines Röhrchen (eigentlich ist es ein Drahtgeflecht, der sogenannte Stent) eingelegt, das ein Zusammenfallen und erneutes Verschließen verhindern soll. So kann durch das Herzkranzgefäß wieder mehr Blut fließen. Falls noch kein Infarkt stattgefunden hat, wird die Angina Pectoris gebessert und das Risiko für einen Infarkt deutlich reduziert.

Beim akuten Herzinfarkt kann ein notfallmäßiger Herzkatheter die Folgen deutlich lindern. »Herzkatheter« bezeichnet zum einen die Untersuchung, zum anderen die Sonde, die dafür verwendet wird. Dazu wird ein bleistiftdicker Schlauch (die Sonde) in die Leistenschlagader oder Armschlagader eingeführt und durch die Schlagadern bis zum Herz und den Herzkranzgefäßen vorgeschoben.

Eine weitere Behandlungsmöglichkeit, vor allem bei Zuckerpatienten und Patienten mit zahlreichen Engstellen, ist die Bypass-Operation. Dabei werden dem Patienten Venen und teils Schlagadern entnommen und als »Umleitung« vor und hinter die Engstelle der Herzkranzgefäße angenäht.

Tabletten und Operationen helfen dabei, die Beschwerden zu lindern, Herzinfarkte zu vermindern und das Leben zu verlängern.

Die einfachste, grundlegende Behandlung ist jedoch immer eine Lebensstilveränderung. Dabei können Ärzte aber nur bedingt helfen – auf *Sie selbst* kommt es an! Packen Sie es an!

Bestandsaufnahme-Kuchen

So sind meine Aktivitäten verteilt

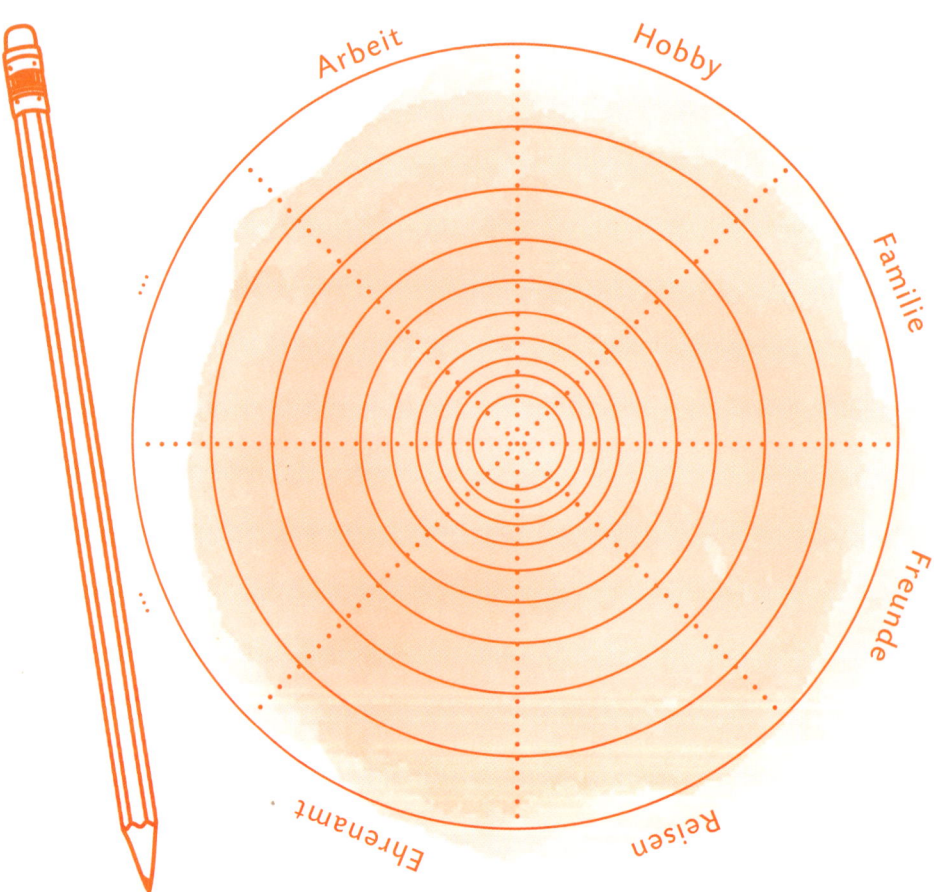

Schraffieren Sie das jeweilige Dreieck. Entscheiden Sie sich spontan, wie viel Zeit die jeweilige Aktivität in Ihrem Leben einnimmt.

Wunschzustand-Kuchen

So wünsche ich es mir

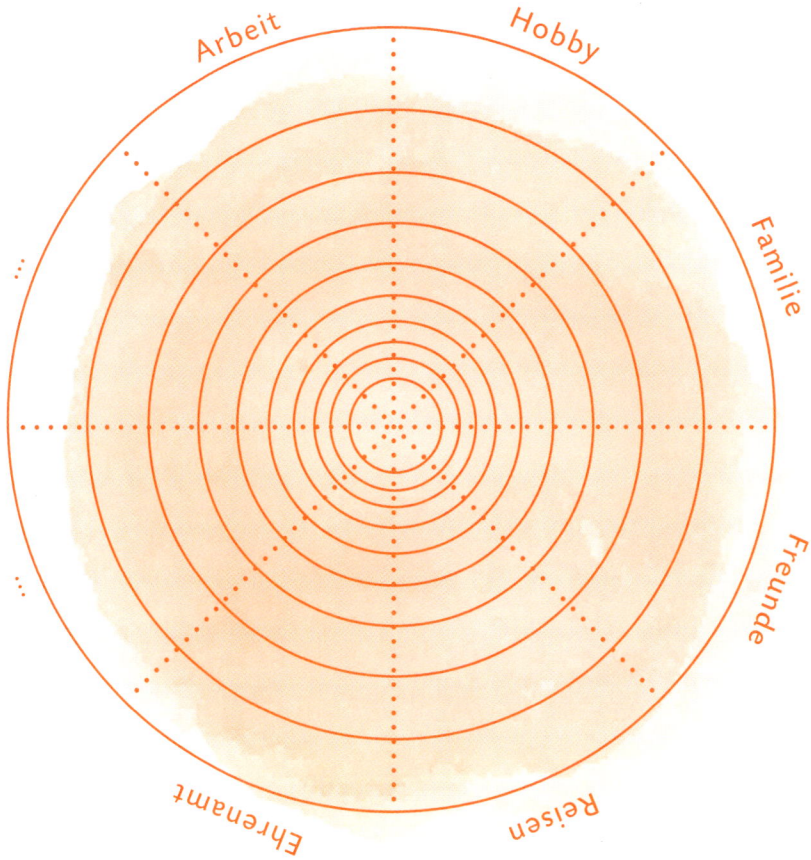

Schraffieren Sie wieder die jeweiligen Dreiecke und visualisieren Sie Ihren
Wunschzustand.

Was sind meine Ausgangspunkte?

	Ausgangspunkt
Entspannung	
Rauchen	
Bewegung	
Anwendungen	
Medikamente	
Ernährung	
Gewicht	
Alkohol	
Blutdruck, Blutzucker, Blutfette	
Schulungen, Reha, Kontrolltermine	
Weitere Behandlungsverfahren; Blutspende	
Andere Probleme	

Inspiriert von *http://www.patienten-information.de/patientenleitlinien/patientenleitlinien-nvl/html/khk/kapitel-9* Tabelle 7 bzw. der dort genannten Quelle

Was sind meine Ziele?

Ziel	Mittel zum Erreichen

Das hat mir gutgetan:

....

....

....

....

Zusammenfassung

Diese Einführung hat gezeigt: Herz-Kreislauf-Beschwerden können viele Formen haben. Aber zwei Dinge sind allen diesen Beschwerden gemeinsam: Sie sind auf die Dauer gefährlich, ja, lebensgefährlich. Und sie haben sehr viel mit Ihrem Lebensstil zu tun.

Das hat aber auch eine gute Seite: Sie können Ihr Risiko durch Veränderungen im Lebensstil deutlich senken, selbst wenn es schon Beschwerden gibt. Um solche Veränderungen wird es in den folgenden Kapiteln gehen. Eine ganzheitliche Medizin bezieht Stressbewältigung, Bewegung, Wasseranwendungen, Pflanzenheilkunde und Ernährung mit ein und stärkt damit Ihre Fähigkeit zur Selbsthilfe.

Dabei gilt freilich immer wieder eine eiserne Vorsichtsregel: Wenn Sie Herz-Kreislauf-Beschwerden haben, wenn diese Beschwerden sich verändern, verschlimmern oder Ihnen Sorge bereiten, dann gehen Sie bitte unbedingt zum Arzt, sprechen Sie mit ihm und lassen Sie die Ursachen abklären!

Sie sollten niemals – auch nicht mit den Hilfen, die wir Ihnen in diesem Buch vorstellen – eine notwendige ärztliche Behandlung verzögern, verschleppen oder gar nicht angehen. Die Gefahr, dass eine gefährliche Erkrankung nicht erkannt und damit natürlich auch nicht behandelt wird, ist einfach zu groß. Und so eine Erkrankung kann nur der Arzt erkennen.

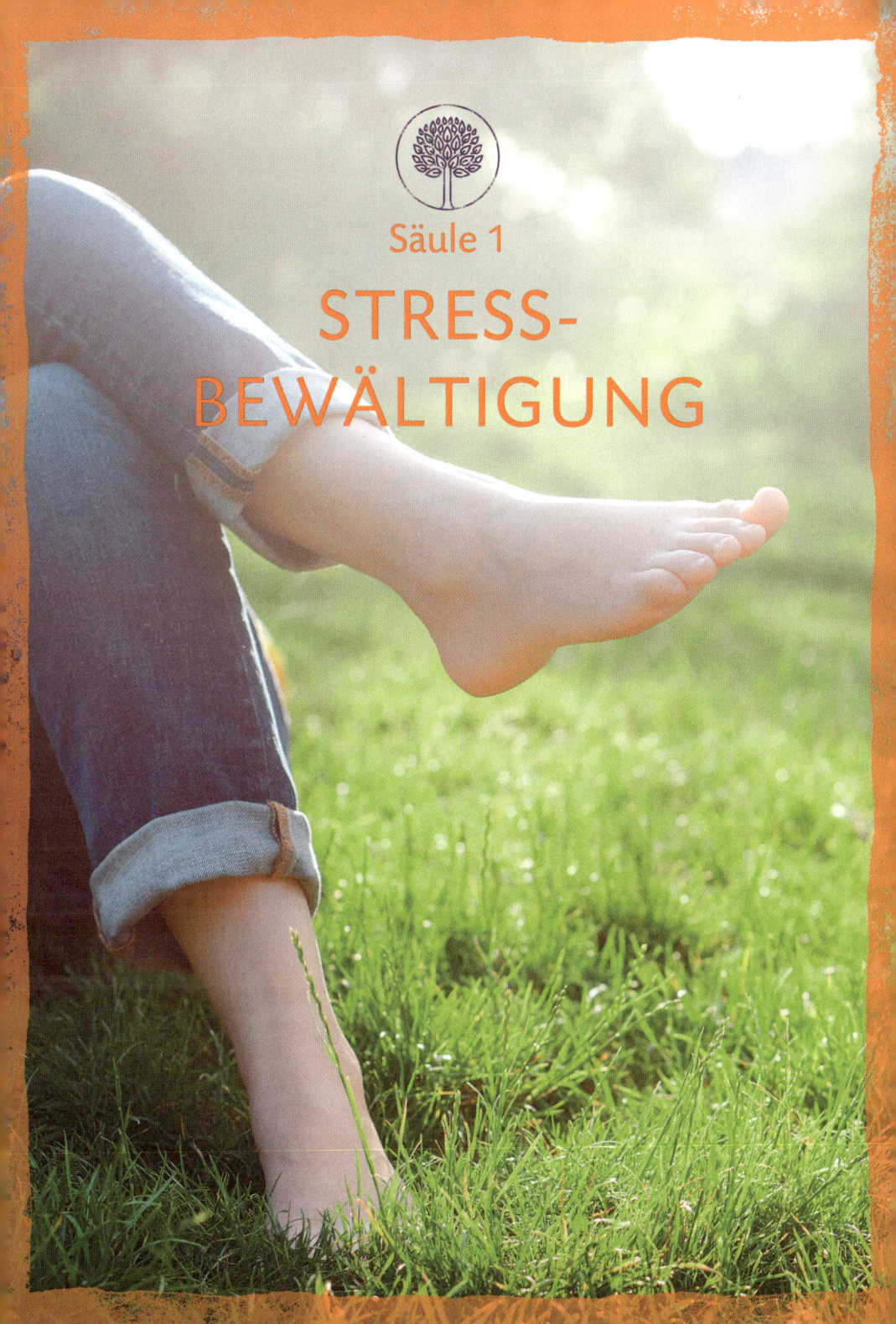

Säule 1

STRESS-BEWÄLTIGUNG

Senken Sie Ihr Risiko

Sie erinnern sich, dass wir von neun veränderbaren Risiko-
faktoren gesprochen haben (siehe S. 9). Wie können Sie diese
Risikofaktoren beeinflussen – und damit Ihr Risiko oder den
Verlauf einer Herz-Kreislauf-Erkrankung? Mithilfe Ihres
Lebensstils!

Einige Bereiche sind bekannter und besser erforscht als andere. In den
letzten Jahrzehnten wurde zunächst falsche Ernährung als Risikofaktor
entdeckt, dann Rauchen, dann Bewegungsmangel. Forschung zu Stress
hatte (wie viele Themen aus der Psychologie) lange einen schweren Stand.
Wasseranwendungen und Pflanzenheilkunde sind in der europäischen
Bevölkerung fest verankert. Die »westliche Welt« hat die Verbindung zu
dem jahrhundertealten Erfahrungsschatz dagegen weitgehend verloren.
Ob eine Behandlung breit anerkannt wird, hängt auch davon ab, ob die
Forschung hierzu Geld und Ruhm einbringt. Und schließlich liegt es an
den »Anwendern«: Rotwein und genussvolle Kost aus dem Süden finden
mehr Anklang als der Rat, auf der Karriereleiter langsamer zu klettern.

Warum sollten Sie eine Änderung im Lebensstil *jetzt* schaffen? Die Idee,
sich mehr zu bewegen, abzunehmen oder mit dem Rauchen aufzuhören,
wird Ihnen nicht zum ersten Mal kommen! Doch dass Sie dieses Buch in
der Hand haben und schon einige Seiten gelesen haben, ist ein gutes Zei-
chen. Es kann ein neuer Anfang sein! Sie haben den Willen, etwas zu
verändern, und den ersten Schritt gemacht!

Und jeder Schritt hilft Ihnen, sich nicht nur besser zu fühlen, sondern
auch wirklich gesünder zu leben, Herz und Kreislauf zu entlasten und
insgesamt wieder mehr Lebensqualität zu gewinnen. Also, gehen Sie es
an! In diesem Kapitel finden sich reichlich Anregungen dazu.

Stress lass nach –
eine Herzensangelegenheit

Warum steht Stressbewältigung für uns an erster Stelle?

Anfang 2017 hat die renommierte wissenschaftliche Fachzeitschrift *The Lancet* eine Studie darüber veröffentlicht, wie Stress das Herz schädigen kann. Die Forscher entdeckten, dass eine starke Aktivität in einer ganz bestimmten Hirnregion – dem Mandelkern oder auch Amygdala – über das Rückenmark zu Entzündungen in den Arterien führen kann. Dies wirkt sich auf Ablagerungen, sogenannte Plaques, aus und erhöht deutlich das Risiko für Herzinfarkte und Schlaganfälle. Diese Studienergebnisse zeigen einmal mehr, dass chronischer Stress ein Risikofaktor für Herz-Kreislauf-Erkrankungen ist. Schon länger ist bekannt, dass Stress und negative Gefühle das Infarktrisiko etwa so stark erhöhen wie Rauchen, Bluthochdruck und Diabetes. Letztlich beeinflussen sich die Lebens- und Gesundheitsverhaltensbereiche gegenseitig. Wo soll man da ansetzen?

Psychologen und Verhaltensforscher raten: da, wo für den einzelnen Menschen die Wichtigkeit und/oder die Zuversicht am größten ist. Nur dann ist nämlich die Aussicht auf Erfolg groß, und dieser gibt die erforderliche Kraft und die Lust für weitere Verbesserungen. Am Ende des Tages geht es jedoch nicht (nur) darum, bessere Testergebnisse zu erzielen, sondern sich insgesamt wohler zu fühlen. Anstatt dauernd zu funktionieren (oder meinen, funktionieren zu müssen), mehr Wahrhaftigkeit im eigenen Sein zu leben. Gelingender Umgang mit Stress hat insofern mehr als die anderen Säulen einen Einfluss nicht nur auf die Gesundheit des Herzens, sondern auf Ihre gesamte Lebensqualität und Ihr Glück! Überprüfen Sie: Wie viele Minuten wenden Sie täglich im Bad zur Körperpflege auf? Und wie viele zur Pflege der Psyche? Stressbewältigung steht für uns an erster Stelle, weil sie die Voraussetzung für regelmäßige Maßnahmen in allen anderen Bereichen ist – für einen gesunden Lebensstil.

Was heißt eigentlich »Stress«?

Stress zu haben gehört heutzutage fast zum guten Ton. Selbst Kinder klagen schon über Stress. Ein neues Phänomen ist Stress jedoch nicht; wahrscheinlich kannten schon unsere Urahnen dieses Erleben. Die gezielte Stressforschung nahm aber erst in der frühen Mitte des letzten Jahrhunderts durch den Wissenschaftler Hans Selye richtig Fahrt auf. Davor wurde dieser Begriff nicht auf den menschlichen Organismus bezogen; er stammt aus der Materialforschung: Wie viel Stress verträgt ein Material, eine Sprungfeder, ein Gewebe … wie viel Druck, Zug, Hitze, Kälte, Nässe, Trockenheit usw.? Beim Menschen kommen noch psychische Stressfaktoren hinzu. Die Modelle wurden verfeinert, der zugrunde liegende Mechanismus ist noch immer der gleiche: Ein *Stressor* (Stressauslöser) taucht auf, wir nehmen ihn wahr, die Muskelspannung steigt automatisch, Hormone schießen ins Blut, Herzschlag und Blutdruck steigen, Energie (Zucker und Fett) wird vermehrt ins Blut befördert, die Verdauungsarbeit wird unterbrochen … Eine allgemeine Mobilmachung findet statt, um, menschheitsgeschichtlich seit Jahrzehntausenden bewährt, dem Stressor zu entkommen oder ihn unschädlich zu machen. Das ist die sogenannte »Fight or Flight«-Reaktion – kämpfen oder fliehen. Eine dritte Reaktion auf Stress ist das »freezing« – Erstarren, eine Art Totstellreflex (»dann sieht mich der Feind vielleicht nicht mehr oder ich bin als Beute unattraktiv«).

Alte Lösung für neues Problem

Das Problem ist nur: Heute passen diese Reaktionen oft nicht mehr. Die »Hardware« läuft noch mit der guten alten Software, aber die Verhältnisse haben sich drastisch verändert. Ob im Berufs- oder im Privatleben: Weglaufen oder Zuschlagen ist selten eine Lösung. Der moderne Mensch muss seine instinktiven Regungen kontrollieren, unterdrücken, im Griff haben. Das bedeutet: Wir brauchen andere Wege, die Stresshormone abzubauen, die bereitgestellte Energie zu verbrennen und Gelassenheit zurückzuerlangen. Körperliche Fitness durch Bewegung und gesunde Ernährung schützt, auch das ist hinreichend belegt. Doch wirksames Stressmanagement ist umfassender. Dem Stress regelrecht davonlaufen zu wollen, funktioniert nur teilweise. Sich eingebunden, verbunden und sicher zu fühlen scheint das Herz ganz besonders zu schützen. Denn Stress hat immer auch etwas mit Angst zu tun – heute oft mit der Angst vor Überforderung, mit der Sorge, etwas nicht zu schaffen.

Andererseits können auch dauernde Unterforderung, zu wenige Reize und ewiges Einerlei Stress auslösen. Auch dann gilt es, eine heilsame Gegenregulierung einzuleiten. Psychische Belastungen sollten reduziert werden, um das seelische Wohlbefinden und damit die Gesundheit zu stärken. Die meisten Menschen wissen selbst am besten, was sie innerlich entspannt. Wenn das klappt – alles bestens. Stellt sich die innere Ruhe jedoch nicht ein, kann man nachhelfen. Dazu wurden systematische Entspannungsverfahren entwickelt. Diese ermöglichen es uns, gezielt bzw. aktiv eine Entspannungsreaktion im vegetativen Nervensystem auszulösen. Naturtalenten gelingt dies bereits mit Beginn des Übens, die meisten brauchen jedoch etliche (es heißt, im Durchschnitt 40) Wiederholungen, bis »es klappt«. Ein Monat hat ungefähr 30 Tage, also geben Sie sich bitte diese »Frist« von anderthalb Monaten, um die Wirkung einer Methode auf Körper und Seele auszuloten.

Schlaf

Auch Schlaf ist wichtig zum Stressabbau, und er hängt eng mit Psyche und Entspannung zusammen. Es ist erwiesen, dass schlechter Schlaf zu einer Vielzahl von Krankheiten führt.

Häufig ist eine Depression oder eine andere psychische Erkrankung die Ursache für Schlafstörungen. Diese sollte behandelt werden.

Wenn Sie schlecht schlafen, kann auch das sogenannte Schlafapnoe-Syndrom der Grund sein. Dabei rutscht die Zunge in den Rachen und verlegt die Atemwege. Der Körper atmet einige Atemzüge erfolglos gegen den Widerstand an, schüttet dann Stresshormone aus und bewirkt ein »Aufrütteln«. Der Schläfer legt sich im Schlaf anders hin, die Zunge gibt die Atemwege frei, und er kann weiteratmen und -schlafen. Die Stresshormone sind natürlich schädlich. Sie begünstigen Bluthochdruck, Herz-rhythmusstörungen, Herzschwäche u. v. a.

Eine Untersuchung auf ein Schlafapnoe-Syndrom sollte erwogen werden bei

+ unerklärbarer Tagesmüdigkeit oder
+ lautem Schnarchen und zwei weiteren Anhaltspunkten (Erwachen mit Erstickungsgefühl, unruhige Beine nachts, Durchschlafstörung, Konzentrations-/Gedächtnisstörung, Gefühlsschwankungen, morgendliche Kopfschmerzen, lebhafte/seltsame/erschreckende Träume, Sodbrennen, nächtliches Wasserlassen) oder
+ schlecht einstellbarem Bluthochdruck.

Endlich wieder besser schlafen

Häufig findet sich keine Ursache für die Schlafstörungen. Was können Sie dann tun? Schlafmittel haben bekanntlich erhebliche Nebenwirkungen und sind langfristig selten sinnvoll. Einigen Menschen helfen pflanzliche Mittel wie Baldrian, Hopfen, Melisse, Passionsblume und auch Lavendel-Herz-Auflagen (siehe Kapitel »Pflanzenheilkunde«). Sie sollten allerdings in ausreichend hoher Dosierung für mindestens zwei Wochen täglich eingenommen oder angewandt werden.

Vor allem sollten Sie die Lebensstilveränderungen zur Schlafhygiene befolgen:

+ Richten Sie Ihr Schlafzimmer passend ein: nicht zu warm, normale Luftfeuchtigkeit, ruhig ohne Medien und mit guter Matratze.
+ Das Bett sollte nur zum Schlafen (und Sex) genutzt werden.
+ Rituale helfen, zur Ruhe zu kommen. Trinken Sie beispielsweise vor dem Zubettgehen regelmäßig eine Tasse Kräutertee oder heiße Milch – oder entwickeln Sie andere Gewohnheiten, die Ihnen helfen, sich auf den Schlaf einzustimmen.
+ Machen Sie nach der Tagesarbeit etwas zur Entspannung.

Schreiben Sie Ihre Gedanken und Aufgaben für den nächsten Tag auf und lassen sie damit los. Schlafen Sie mit positiven Gedanken ein.

+ Gehen Sie erst zu Bett, wenn Sie wirklich müde sind. Wenn Sie nachts nicht schlafen können und grübelnd wach liegen, sollten Sie aufstehen und sich anderweitig beschäftigen, bis Sie sich wieder müde genug fühlen, um weiterzuschlafen. Schlafen Sie aber nicht außerhalb des Bettes ein, auch nicht am früheren Abend vor dem Fernseher!
+ Achten Sie auf regelmäßige Schlafzeiten, auch am Wochenende.
+ Vermeiden Sie das Nickerchen am Tage. Wenn Sie das Müdigkeitsgefühl tagsüber nicht mehr kontrollieren können, schlafen Sie maximal eine Stunde und möglichst nicht nach 15 Uhr.

Rauchstopp

Sie wollen aufhören zu rauchen? Herzlichen Glückwunsch! Vor allem Ihr Herz-Kreislauf-System wird es Ihnen danken, aber auch Ihre Lunge, die Magenschleimhaut, Ihr Krebsrisiko – und die Mitmenschen. Packen Sie es an!

+ Wann möchten Sie aufhören? Setzen Sie sich ein Datum zu einer möglichst stressarmen Zeit in den nächsten Tagen! Oder hören Sie jetzt sofort auf!
+ Erzählen Sie es Ihrem Arzt, Ihrer Familie und Ihren Bekannten. Andere Menschen können Sie motivieren und unterstützen.
+ Wann müssen Sie besonders aufpassen? Rauchen Sie am meisten in bestimmter Gesellschaft? In Pausen? Bei Stress? Zu Alkohol, Kaffee oder zum Essen? Können Sie die kritischen Momente meiden? Haben Sie einen Ersatz (Kaugummi, Obst, Wasser / Tee oder Entspannungsverfahren, ein Gespräch mit einem Freund)? Wie gehen Sie mit Stress und negativen Gefühlen um?
+ Werfen Sie alles weg, was mit dem Rauchen zu tun hat! Erinnern Sie sich regelmäßig an Ihr Ziel und seine positiven Folgen! Belohnen Sie sich jeden Tag, z. B. mit »Geschenken« von dem Geld, das sie sonst für Zigaretten ausgegeben hätten.

+ Seien Sie vorbereitet auf den Entzug, der eine Woche dauert und vor allem mit schlechter Stimmung einhergehen kann. Die »Spitzen« gehen nach wenigen Minuten vorüber; der Nutzen eines Nikotin-stopps hält ein ganzes Leben! Sport, Entspannungstechniken und auch Ablenkung können besonders in den ersten Tagen helfen, den Entzug besser zu überstehen. Seien Sie stolz auf sich und auf Ihre bisherigen (kleinen) Erfolge.
+ Seien Sie auch vorbereitet auf einen Rückfall. Er betrifft viele und ist keine Schande – wenn Sie sich weiter bemühen! Erwiesen ist: Je öfter Sie versuchen aufzuhören, desto höher ist die Wahrscheinlichkeit, dass Sie es irgendwann schaffen.
+ Ihr Arzt kann Ihnen helfen mit einer Nikotin-Therapie (Pflaster, Kaugummi, Spray). Wenn Sie alle Hebel in Bewegung setzen möchten, erwägen Sie eine Gruppe oder sogar eine Psychotherapie! Ihr Arzt oder die Beratungsstellen werden Ihnen Auskunft geben können.

Mentale Strategien

In uns wirken häufig sogenannte »innere Antreiber«. Die häufigsten Be-fehle dieser Plagegeister lauten:

Streng dich an: Du musst besser sein als die anderen.
Sei stark: Du musst alles allein schaffen.
Sei nett: Jeder soll dich mögen.
Sei perfekt: Du darfst keine Fehler machen.
Beeil dich: Du musst der/die Erste sein.

Es hilft bereits ein wenig, sie zu identifizieren, sich ihrer gewahr zu wer-den. Im zweiten Schritt kann mental gegengesteuert werden. Jedoch nicht im verbissenen »Das darf nicht sein«-Modus. Erkennen Sie sich so an, wie Sie sind. Deshalb können Sie ja trotzdem nach Verbesserung streben! Lautet der innere Antreiber z. B. »mach schnell«, so könnte ein hilfreicher Gegen-Satz lauten: »Ich darf mir die Zeit nehmen, die ich brauche.« Da solche Sätze zu Ihnen passen müssen, um wirkungsvoll zu sein, forschen Sie nach dem genau richtigen. Sie erkennen ihn daran, dass es irgendwo in Ihnen »Klick« macht, wie wenn ein passender Schlüssel ins Schloss gesteckt wird.

Freude und die Fähigkeit zu genießen

Bereits die INTERHEART-Studie, an der zweiundfünfzig Länder beteiligt waren, zeigte klar und deutlich, dass psychosoziale Faktoren – Stress, Depressionen usw. – die wichtigsten Risikofaktoren für einen Herzinfarkt darstellen. Die Wissenschaftler führen das zurück auf die durch Stress erhöhten Entzündungs- und Stresshormone im Blut. Eine aktuelle finnische Langzeitstudie (über elf Jahre hinweg) zeigt: Die pessimistischsten Probanden starben signifikant häufiger an einer Verkalkung der Herzkranzgefäße als die weniger pessimistischen Teilnehmer.

Dr. Dean Ornish, ein amerikanischer Herzspezialist, hat in den späten Achtzigerjahren des letzten Jahrhunderts seine umfassenden Forschungsergebnisse bezüglich Herzgesundheit, Gefühlsleben und geistiger Einstellung veröffentlicht. Sie zeigen eindeutige Zusammenhänge: Gelingende Kommunikation, vertrauensvolle Kontakte, das Entdecken innerer Quellen von Zufriedenheit und Wohlbefinden, Mitgefühl und Selbstmitgefühl und das Gefühl von Verbundenheit (auch in einem spirituellen Sinn) – all dies mindert die Verkalkung von Herzgefäßen und verbessert die Durchblutung des Herzens. Die Gefühlszentren im Gehirn sind »verkabelt« mit dem Immunsystem, mit dem Verdauungstrakt und mit dem Herz-Kreislauf-System. Das Herz ist ein empfindungsfähiges Organ: »Das Hirn denkt, das Herz lenkt«, so formuliert es die moderne Herzforschung.

Wir können Ihnen deshalb nur raten, auch diesen Aspekten Aufmerksamkeit zu schenken. Denken Sie nach:

Worüber empfinden Sie echte Freude?
Mit wem verbringen Sie gern Ihre Zeit?

Entspannungsmethoden

Die regelmäßige Anwendung einer Entspannungsmethode – wobei es relativ egal ist, *welche* Sie anwenden – gilt als gesundheitlicher Schutzfaktor und hilft, mit alltäglichen Belastungen besser zurechtzukommen. So kann man aktiv dem Stress etwas entgegensetzen und einen heilsamen Gegenpol schaffen. Gerade wenn außergewöhnliche und/oder längerfristige Anforderungen und Probleme bestehen, ist der Ausgleich wichtig. Das vegetative Nervensystem kann sich dann leichter regulieren, verspannte Muskulatur löst sich, der Kopf wird freier, der Mensch ruhiger. Dadurch macht gezielte Entspannung resistenter gegen Stress.

Weil die Menschen unterschiedlich sind, gibt es unterschiedliche Methoden. Einige, wie z. B. die *Progressive Muskelentspannung* (PME), setzen am Körper an. Andere, wie z. B. das *autogene Training,* setzen am Geist an. Finden Sie heraus, welches Verfahren zu Ihnen passt. Meditation, Qigong, achtsames Gehen – die Vielfalt ist groß. Nötig ist im Grunde nur ein ernsthafter Versuch.

Auf den Websites der Krankenkassen finden Sie Anleitungen zum kostenlosen Herunterladen. Auf Anfrage verschicken einige Kassen Übungs-CDs. Auch im Internet werden Sie fündig. In der Gruppe übt es sich leichter als allein zu Hause? Dann erkundigen Sie sich, wo und wann in Ihrer Nähe ein Kurs angeboten wird. Volkshochschulen und Familienbildungsstätten, oft auch größere Fitnessstudios, bieten Entspannungskurse an. Vielleicht sogar Ihre Krankenkasse oder Ihr Arbeitgeber?

Finger-Yoga

Das sogenannte Finger-Yoga umfasst Handgesten aus dem alten Indien, die auch als »Mudras« bezeichnet werden. Sie sollen Energien im Körper aktivieren und Organe bzw. deren Funktionen positiv beeinflussen. Eigentlich sind sie Bestandteil einer fortgeschrittenen Yogapraxis; dennoch darf und kann jeder Finger-Yoga machen. Um eine Wirkung zu verspüren, sollte täglich für zehn bis fünfzehn Minuten über mehrere Wochen hinweg praktiziert werden. Beim Üben konzentrieren Sie sich auf Ihre

Haltung und lassen Alltagsprobleme in den Hintergrund gleiten. Es gibt sehr viele Mudras mit unterschiedlichen Wirkungen; zwei haben wir für Sie ausgewählt.

Die Hakini-Mudra (scherzhaft auch »Obama-Mudra« genannt, weil Barack Obama die Hände oft während seiner Reden in dieser Position hielt) vertieft die Atmung, lockert innerlich auf und stärkt das Selbstbewusstsein.

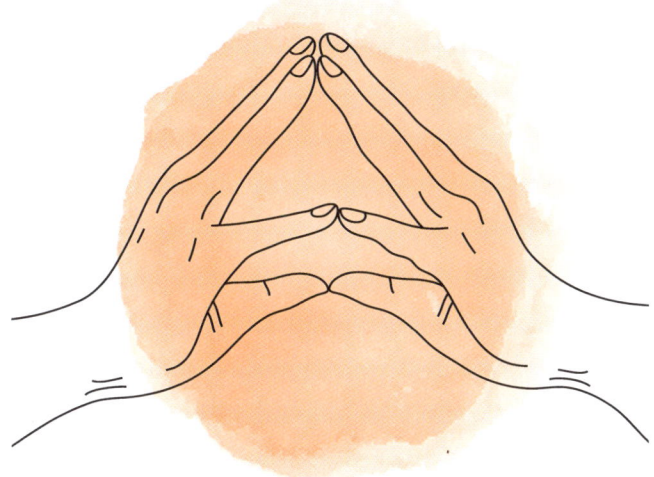

Alle Fingerspitzen aneinanderlegen (jeweils rechte und linke). Tief durch die Nase ein- und durch den Mund noch tiefer wieder ausatmen. Die Zunge liegt dabei locker im Mund.

Die Herz-Mudra hilft zur Ruhe zu kommen, harmonisiert das Herz.

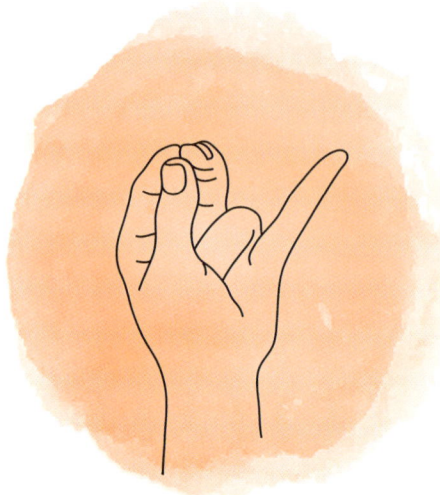

Ringfinger beugen, zum Ballen des Daumens bringen. Zeige- und Mittelfinger mit dem Daumen zusammenbringen. Der kleine Finger wird ge-
streckt. Handrücken auf die Knie oder Oberschenkel legen.

Atemübungen zur kurzfristigen Spannungsregulation

Das Herz ist mit dem Zwerchfell, dem Haupt-Atemmuskel, verbunden.
Außerdem ist es über Faszien mit dem Brustbein und mit der Halswirbel-
säule verbunden. Durch das Atmen wird das Herz massiert. Geschützt
wird es vom Herzbeutel, dem Perikard. Dieser (ebenfalls eine Faszie) hält
das Herz an Ort und Stelle. Durch die Zwerchfellbewegungen ist Atmen
somit auch ein Faszien-Training. Überdies wirkt die Atmung auf das Nervensystem. Es existiert eine große Schatzkiste an Atemübungen; auch hier
haben wir zwei für Sie ausgesucht.

Atem zählen und Lippenbremse

Nehmen Sie eine bequeme Sitzhaltung ein. Schieben Sie Ihre Alltagsgedanken zur Seite und konzentrieren Sie sich auf den Atem. Zählen Sie jedes Ausatmen – von zehn runter auf null. Atmen Sie beim Ausatmen gegen die leicht aufeinandergedrückten Lippen aus, die Wangen dürfen sich dabei ruhig aufblähen. Diese sogenannte Lippenbremse in Kombination mit dem Zählen hat eine beruhigende Wirkung.

Wechselatmung aus dem Yoga

Beruhigt den Geist, bringt frische Energie, fördert die Konzentration und reguliert den Blutdruck. Überdies soll diese Übung die rechte und linke Gehirnhälfte synchronisieren.

Zeige- und Mittelfinger »einklappen«, den Daumen der rechten Hand an den rechten, den Ringfinger an den linken Nasenflügel legen. Den kleinen Finger strecken. Die linke Hand auf dem linken Oberschenkel gemütlich ablegen. Durch beide Nasenlöcher langsam und tief einatmen, dann das rechte Nasenloch mit dem Daumen verschließen. Durch das linke Nasenloch aus- und auch wieder einatmen, dann mit dem Ringfinger verschließen. Den Daumen lösen und rechts aus- und einatmen, verschließen, links öffnen, aus- und wieder einatmen. In diesem Rhythmus weiteratmen. Zum Schluss links einatmen und durch beide Nasenlöcher ausatmen. Drei bis fünf Minuten so atmen, danach kurz nachspüren und natürlich weiteratmen.

Diese Atemübung wirkt besonders gut, wenn Sie dabei möglichst tief atmen. Beim Einatmen darf sich der Bauch kräftig nach vorn wölben.

Für alle Entspannungsübungen gilt:
+ Sorgen Sie für eine geschützte Umgebung. Plötzliche Störungen wie lautes Klingeln oder Geschrei können erschrecken und unangenehme Auswirkungen haben.
+ Wenn Sie sichergehen wollen, dass Sie nicht einschlafen, stellen Sie einen Wecker mit einer harmonischen Klangfolge in mittlerer Lautstärke.
+ Die Raumtemperatur sollte angenehm sein. Da der Kreislauf bei Entspannung etwas herunterfährt, nehmen Sie sich eine Decke hinzu, damit Sie nicht frieren.
+ Tragen Sie bequeme Kleidung.

Vorstellungsübungen/Fantasiereisen

Vorstellungsübungen (Imaginationsübungen) zählen zu den ältesten Heilmethoden der Menschheit. Fantasiereisen sind eine Variante der Vorstellungsübungen. Viele Menschen machen Fantasiereisen, ohne sich dessen bewusst zu sein. Deshalb fallen sie als Übung auch relativ leicht. Wenn Sie an Ihren letzten schönen Urlaub denken, sich die eine oder andere besonders angenehme Einzelheit ins Gedächtnis rufen, in der Erinnerung schwelgen – dann ist das eine Fantasiereise.

Fantasiereisen können Sie vielfältig gestalten. So können Sie zum Beispiel Ihren »Inneren Garten« besuchen oder sich vorstellen, unter einem Regenbogen zu stehen und in den verschiedenen Farben zu duschen oder zu baden. Oder Sie lassen in Ihrer Vorstellung ein kleines weißes Licht in Ihrer Körpermitte entstehen, stecknadelkopfgroß. Und lassen es dann immer größer werden, bis Ihr ganzer Bauchraum, Ihr ganzer Körper davon erstrahlt. Wohltuend ist auch die Vorstellung, eine Blüte im Herzen aufblühen zu lassen. Geräusche aus der Natur (CD usw.) können unterstützend wirken.

Bewegungsmeditationen

Bewegungsmeditationen sind vor allem dann in Betracht zu ziehen, wenn Sie zu unruhig sind, um still zu sitzen. Neben Tai-Chi-, Qigong- und Yogaübungen empfehlen wir besonders gern die Gehmeditationen. Der Kopf kann einerseits »abschalten« (vom Gedankenkarussell), andererseits Aufmerksamkeit/Konzentration üben, und körperlich schaltet man einen Gang herunter. Sie können die Gehmeditation drinnen oder in der freien Natur machen. Das Grundprinzip lautet: achtsames Gehen. Beginnen Sie mit fünf Minuten. Statt achtlosem Vor-sich-hin-Marschieren setzen Sie ganz bewusst Ihre Schritte. Richten Sie die volle Aufmerksamkeit auf den Vorgang des Gehens. Wo setzen Sie den Fuß auf? Wie verlagern Sie das Gewicht? Wann und woher kommt der Impuls für den nächsten Schritt? Was nehmen Sie mit/unter Ihren Fußsohlen wahr? Die Arme und Hände können auf bestimmte Art und Weise gehalten werden (z. B. Ellbogen angewinkelt und Handflächen ineinander ruhend) oder frei hängen/schwingen. Die Atmung kann mit den Schritten koordiniert werden. Experimentieren Sie: zwei Schritte einatmen, drei Schritte ausatmen … oder zählen Sie die Schritte, während Sie genüsslich einatmen, und die Schritte, während Sie genüsslich ausatmen. Variieren Sie, dann wird es nie langweilig!

Herzmeditation

Um die Stimme Ihres Herzens wieder deutlicher zu vernehmen, müssen Sie sich nicht unbedingt in ein Kloster zurückziehen. Die innere Stimme hält sich meist bescheiden im Hintergrund, doch wenn sie merkt, dass sie willkommen ist, wird sie klarer. Das kann man lernen und üben. Eine Übung beschreiben wir hier für Sie.

Herzmediationen gibt es in zahlreichen religiösen, aber auch psychotherapeutischen Systemen. Man muss keine Religion annehmen (oder wechseln), um von den Vorteilen zu profitieren.

Ehe man eine herzliche Beziehung zu anderen aufbauen kann, muss man sich selbst lieben können. Wer sich selbst nicht mag oder wertlos findet, kann seinem Gesprächspartner nichts anbieten. Oft wird er aber auch seinen Gesprächspartner ebenso wenig wertschätzen können. Und Isolation, die aus einer solchen Lieblosigkeit entsteht, macht nicht nur unglücklich, sie führt wie gezeigt auch zu Herzkrankheiten.

Geben Sie sich und der kostbaren Übung Raum. Sie sind es wert! Zum einen sollten Sie sicherstellen, dass Sie nicht gestört werden (Handy aus!). Zum anderen sollten Sie sich Zeit dafür freihalten. Sie können sich hinlegen, aber Sitzen ist meistens die bessere Wahl. Aufrechtes, aber bequemes Sitzen auf einem Stuhl genügt. Wir empfehlen einen Versuch mit einer Hand auf dem Herz. Wie bei jedem Training sollten Sie regelmäßig üben. Durch (annähernd) tägliches Üben entfaltet sich die eigentliche Kraft. Wer sich täglich gezielt einige Minuten in diesen Modus begibt, wird im Laufe des Tages häufiger von selbst dort landen. Es ist so, als würde man durch die Meditation Spuren tiefer graben, in die man danach häufiger und länger hineinrutschen kann.

Es gibt zahlreiche Ansätze und Methoden dieser Meditation. Gemeinsam haben sie, dass sie Glück, Frieden, Gesundheit, Liebe, Freiheit von Leid o. Ä. wünschen. Sprechen Sie den Wunsch in Gedanken aus und versuchen Sie, sich das Gefühl, z. B. »Glück«, in aller Ruhe und möglichst lebhaft vorzustellen. Während Sie in dem Gefühl bleiben, gehen die Wünsche an Sie selbst, danach an eine geliebte Person, eine neutrale Person, eine ungeliebte Person und schließlich die ganze Menschheit und an alle Wesen, die auf dieser Erde leben.

Ein Beispiel finden Sie auf der nächsten Seite:
Passen Sie die Formel so an, dass sie für Sie eindrucksvoll ist. Varianten legen die Betonung auf Dankbarkeit oder Vergebung.

Ich wünsche mir Glück!

Ich wünsche mir Frieden!

Ich wünsche mir Liebe!

Ich wünsche meinem Kind Glück!

Ich wünsche meinem Kind Frieden!

Ich wünsche meinem Kind Liebe!

Ich wünsche dem Postboten Glück!

Ich wünsche dem Postboten Frieden!

Ich wünsche dem Postboten Liebe!

Ich wünsche meinem Chef Glück!

Ich wünsche meinem Chef Frieden!

Ich wünsche meinem Chef Liebe!

Ich wünsche allen Wesen Glück!

Ich wünsche allen Wesen Frieden!

Ich wünsche allen Wesen Liebe!

Dos & Don'ts

Viele genieren sich für *Selbstfürsorge* und *Selbstmitgefühl* und wagen es kaum, sich selbst Gutes zu wünschen. Wir möchten Sie gerade hierzu ermutigen! Selbstliebe ist etwas ganz anderes als Egoismus. Sie ist die Grundvoraussetzung für die Liebe zu anderen Menschen und allen Lebewesen.

Das will ich ausprobieren:

....

....

....

....

....

....

....

....

....

....

Schritt für Schritt

Vorher:

....

....

....

Nachher:

....

....

....

Mein Meilenstein

Beispiele: jeden Morgen 5 Minuten Sitzmeditation; dreimal die Woche pünktlich Feierabend machen!

....

....

....

Das hat mir gutgetan:

....

....

....

Zusammenfassung

Stressfaktoren sind teilweise nicht nur unvermeidlich, es fühlt sich sogar ganz gut an, »auf Adrenalin« zu sein. Dann ist das Leben spannend. Und damit bringt Stress auch in die Kraft, in die Power. Doch wann ist es zu viel? Auch wenn man das nicht so ganz genau herausfindet – wenn gesundheitliche Probleme auftreten, wäre es ein Fehler, die Stressthematik zu vernachlässigen. Aktive Entspannung hilft. Soziale Unterstützung ist wohltuend und gesund. Hilfe geben, aber auch Hilfe annehmen lernen. Sprechen Sie ruhig Ihren Kardiologen oder Hausarzt darauf an bzw. zögern Sie nicht, psychotherapeutische Hilfe zu suchen! Die ganze Thematik ist mittlerweile wissenschaftlich solide untermauert.

Es geht nicht darum, Mutter Teresa zu werden. Doch die Qualität unserer Beziehungen, die Art unserer Gefühle steht im Zusammenhang mit unserer Gesundheit. Auch beten hilft. Sich spirituell eingebettet zu fühlen kann eine große Kraftquelle sein. Um sein Herz zu öffnen, gibt es viele Wege. Welcher der richtige ist, ist sehr individuell.

Manchmal reicht ein Hobby, eine Leidenschaft, der man sich hingeben kann. Die Familie, in der man geliebt wird. Selbst ein Aufenthalt im Grünen, ganz besonders im Wald, senkt nachweislich den Blutdruck, erweitert die Blutgefäße und beruhigt den Herzschlag. Anderen hilft eine Selbsthilfegruppe, die über oberflächlichen Small Talk weit hinausgeht, oder ehrenamtliches Engagement für Notleidende und Schwächere. Wieder andere entwickeln sich weiter durch körperorientierte Verfahren wie Yoga usw. Können muss man da nichts, es reicht, offen für das eigene Innenleben zu sein.

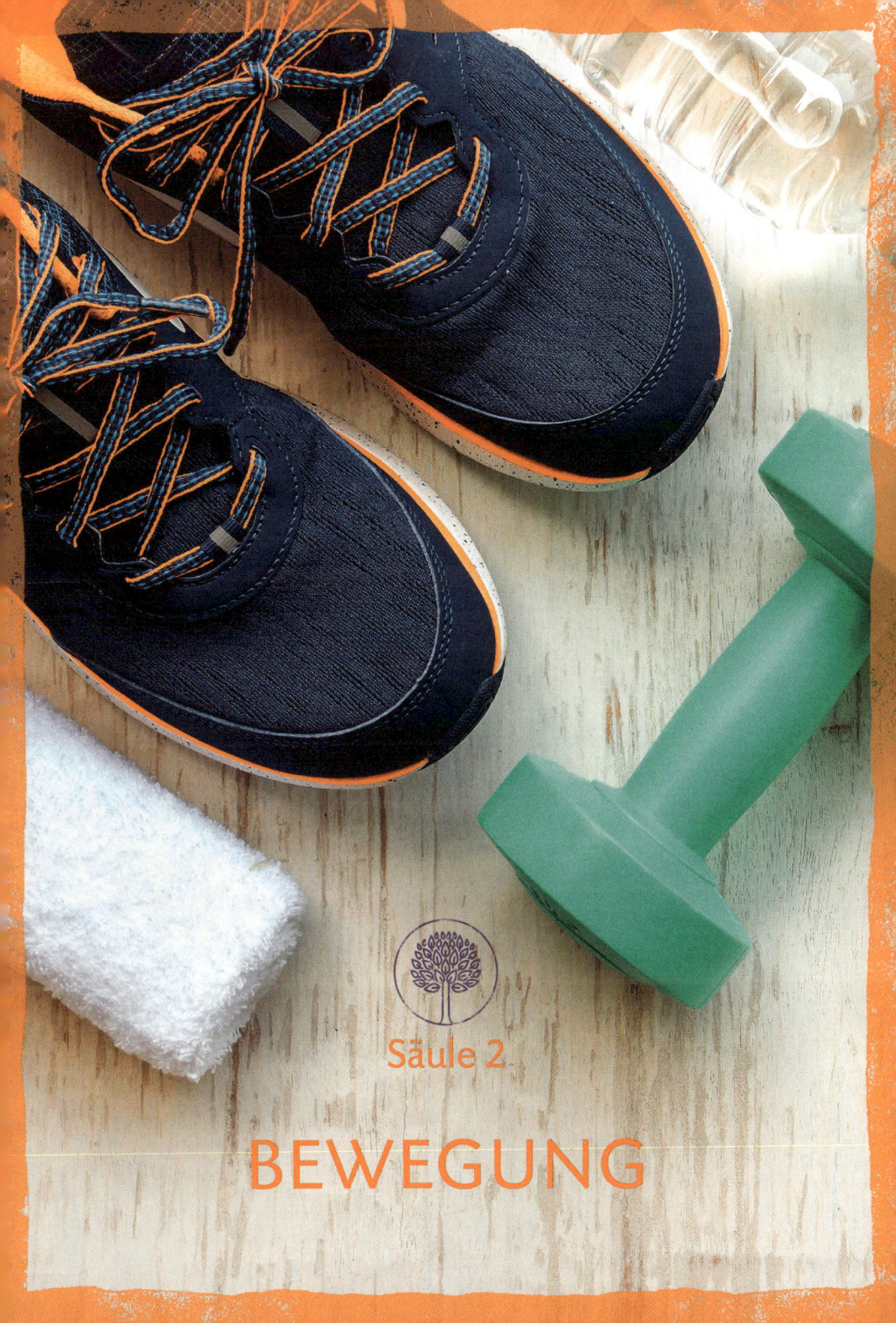

Säule 2

BEWEGUNG

Ein bewegtes Herz

Das Herz befindet sich in einem sogenannten Bewegungsapparat, nicht in einem Sitzapparat: unserem Körper. Der Herzmuskel braucht Bewegung wie der Magen die Nahrung zum Verdauen. Wir sind für Bewegung konstruiert; übermäßiges Stehen, Sitzen und Liegen sind schädlich.

Die Forschung zeigt eindeutig: Gemäßigte Bewegung ist bereits ein erheblicher Schutz vor Herzinfarkt, Schlaganfall usw.

Die gute Nachricht für alle, die noch nie sportbegeistert waren: Das müssen Sie auch gar nicht werden! Denn worum es geht, ist die körperliche Aktivität. Sie sollen keinen Leistungssport betreiben, Sie sollen sich einfach nur mehr bewegen. Dazu gehört selbstverständlich jedwede Form von Alltagsbewegung: normales Gehen (z. B. beim Einkaufen), Treppensteigen, Hausarbeit, Autoputzen, Gartenarbeit usw.

Keine Anschlussheilbehandlung, keine Rehabilitationsmaßnahme, keine Prävention ist heutzutage mehr denkbar ohne Bewegung. Bewegung ist eine ungeheuer wichtige Säule der Herz-Kreislauf-Gesundheit. Bewegung ist Lebensstil-Medizin pur.

Und für alle, die schon immer gern sportlich aktiv waren, heißt das: Glückwunsch und weiter so, egal in welchem Alter. Mittlerweile gehen Neunzigjährige ins Fitnessstudio, laufen Marathons, nehmen an Weltmeisterschaften teil. Bewegung ist wohl die anerkannteste »Allgemeinmaßnahme« und einer der wichtigsten Bereiche der Naturheilkunde in der Behandlung von Herz-Kreislauf-Erkrankungen. Sport bessert Bluthochdruck, Herzkraft und Herzinfarktrisiko ganz unmittelbar. Daneben mindert er die Risikofaktoren Übergewicht, Fettstoffwechselstörung, Diabetes und Stress.

Gleichzeitig ist das Bewegungspensum gut beeinflussbar. Durch vermehrte Bewegung vermindert sich das Risiko, in den nächsten zehn Jahren einen Herzinfarkt zu erleiden, durchschnittlich um ein Drittel bis ein Viertel. Dies gilt selbst für Menschen, die schon einen Herzinfarkt gehabt haben.

Grundsätzlich empfehlenswert sind Gehen und Walken, Schwimmen, Langlauf und andere Ausdauersportarten. Ihre Vorzüge sind:

+ geringes Verletzungsrisiko
+ geringer Blutdruckanstieg während des Sports
+ gute Wirkung auf das Herz-Kreislauf-System

Außerdem ist es günstig, eine Gruppe und feste Zeiten zu haben sowie sich im Freien zu bewegen. Letztendlich ist am wichtigsten, dass es Spaß macht und zum Weitermachen motiviert.

Die vielen guten Gründe für Bewegung im Überblick:

+ Die Leistungsfähigkeit des Herzmuskels wird trainiert, das sogenannte Schlagvolumen vergrößert, der Ruhepuls wird »sparsamer«.
+ Der Fettstoffwechsel wird angeregt, der Cholesterinquotient günstig beeinflusst.
+ Aktive Muskelzellen verbrennen Zucker (Glukose) und produzieren krebshemmende Substanzen.
+ Die Leistungsfähigkeit der Lunge, die Lungenfasskraft, verbessert sich; die Atmung vertieft sich, und es gelangt mehr Sauerstoff in den Körper.
+ Durch die erhöhte Sauerstoffversorgung wird der gesamte Organismus in seinen Funktionen unterstützt. Das Blut fließt besser, und auch das Gehirn wird besser durchblutet.
+ Das Immunsystem profitiert.
+ Stresshormone werden abgebaut; Stress kann besser ertragen werden.
+ Das Körpergefühl ist angenehmer, Gewichtsmanagement fällt leichter.
+ Das Selbstwertgefühl bessert sich.
+ Bewegung/Sport in der Gruppe hebt die Stimmung und fördert Sozialkontakte.

Kennen Sie Ihre Grenzen?

Das Leben ist eine Gelegenheit, kein Trainingslager. Leistungsorientierung ist hier fehl am Platz. Ihr Herz will singen, nicht schreien. Passen Sie auf es auf. Ihr Motto sollte lauten: »Laufen ohne schnaufen.«

Weil das gar nicht so einfach ist, gibt es neben subjektiven auch objektive Parameter, die die Belastungsgrenzen kennzeichnen. Beim körperlichen Training helfen Kontrollen und Tests, Übersicht zu gewinnen und zu behalten. Die Pulsmessung (Herzfrequenz) eignet sich gut zur Beurteilung der Herztätigkeit, ist unkompliziert und im Herzsport (beispielsweise in Koronarsportgruppen) seit Jahrzehnten bewährte Praxis. Ihr Hausarzt oder behandelnder Facharzt sollte Ihnen einen Wert für die obere Belastungsgrenze nennen, an dem Sie sich orientieren. Benötigen Sie keine ärztliche Behandlung, können Sie die Formel »180 minus Lebensalter« anwenden. Hier ist bereits ein Sicherheitsfaktor einbezogen, die maximale Belastung wäre 220 minus Lebensalter. Die Ergebniszahl bezieht sich auf die Herzfrequenz pro Minute, also Ihren Puls während der Aktivität (der sogenannte Belastungspuls oder auch Trainingspuls). Wer vierzig Jahre alt ist, rechnet 180 minus 40, also 140. Wer fünfzig Jahre alt ist, rechnet 180 minus 50, also 130. Diese Anzahl an Pulsschlägen steht für eine moderate Belastung im *aeroben* Ausdauerbereich. In diesem Bereich fordern wir den Körper, ohne ihn zu überfordern. Die bekannte »Trimm-Dich«-Bewegung prägte seinerzeit das Motto »Trimmen bei 130«. Für viele dürfte dies passen. Führen Sie zu Beginn Ihrer Bewegungsaktivität ein Protokoll. Technikfans nutzen die modernen Geräte und zeichnen ihre Fortschritte am PC oder auf dem Tablet auf, oder vielleicht mithilfe einer App auf dem Smartphone.

Pulsmessung

Entweder messen Sie mithilfe einer Pulsuhr/eines Fitness-Trackers oder Sie zählen den Puls 15 Sekunden lang, multiplizieren mit 4 und erhalten so die Minutenherzfrequenz. Fühlen können Sie den Puls mit drei Fingern entweder am Handgelenk – Daumenseite – oder an der Halsschlagader.

Wie viel Bewegung ist gesund?

Die meisten Fachgesellschaften, Institutionen und Experten weltweit sind der Meinung, dass dreißig Minuten jeden Tag ein Maß an Bewegung ist, mit dem bereits wesentliche Gesundheitswirkungen erzielt werden. Dies spiegelt sich auch in einigen Studienergebnissen. Hier hätten wir also eine gute Basis, wenn Sie täglich Sport treiben.

Im Übrigen können diese dreißig Minuten auch aufgeteilt werden. Aber mindestens zehn Minuten am Stück sollten es schon sein. Sprechen Sie bei Bedarf Ihren Arzt oder Ihre Krankenkasse auf Rehasport an. Unter bestimmten Voraussetzungen besteht die Möglichkeit, an einer Anzahl Einheiten auf Rezept teilzunehmen. Solche und andere Angebote erfahren Sie über die Stadt-, Landkreis- und Landessportbünde und/oder regionale Vereine. Auch die Homepage des Deutschen Verbandes für Gesundheitssport und Sporttherapie bietet aufschlussreiche Informationen. Entsprechende Adressen finden Sie am Ende dieses Buchs.

Neben Lauftreffs gründen sich auch immer mehr Spaziergeh-Treffs, und eine halbe Stunde beherztes Gehen kann schon kleine Wunder bewirken. Der Walkingtrend hat sich aus guten Gründen etabliert: Gehen ist nun mal die natürlichste Art der Fortbewegung für den Menschen. Außer den Kosten für ein Paar gute Schuhe mit flexibler Sohle ist dieser Sport gratis, man muss sich nur noch aufraffen. Wir empfehlen Radfahren, Schwimmen oder Walking als Einstieg in regelmäßiges moderates Ausdauertraining. Wer bereits Freude am Nordic Walking hat, ist damit bestens aufgestellt.

Ab dem sechzigsten Lebensjahr gewinnt aus sportwissenschaftlicher Sicht Krafttraining an Bedeutung, um Muskelabbau und Stürzen vorzubeugen. Die Kombination Ausdauer + Kraft ist extrem sinnvoll. Sie haben die Wahl. Vielleicht steht bei Ihnen längst ein Ergometer, Crosstrainer, Stepper, Trampolin …? Egal – Hauptsache, Sie bleiben aktiv, und zwar auf eine Art und Weise, die Ihr Wohlbefinden steigert.

Lieber mit Schwein als ganz ohne Hund

Eine kleine Selbstreflexion bringt Ihnen Klarheit über die Barrieren, die Sie vom Sport abhalten:

+ Es ist zu warm/zu kalt/zu nass/zu trocken.
+ Es ist zu früh/zu spät.
+ Ich bin zu hungrig/zu satt.
+ Ich habe nicht die passende Kleidung.
+ Stimmung ist zu schlecht/zu gut.
+ Ich muss erst noch waschen/bügeln/einkaufen/kochen/telefonieren.
+ Das bringt doch nichts.

Ganz ohne Überlegung geht es nicht. Andererseits: Dreimal 10 Minuten, die werden doch trotz all dieser Hindernisse irgendwo hineinpassen? Falls nicht, wäre das ein Signal, über Prioritäten nachzudenken. Frei nach Sebastian Kneipp: »Wer sich heute keine Zeit für seine Gesundheit nimmt, muss sie sich morgen für seine Krankheit nehmen.« Häufig sind Familienmitglieder, Nachbarn, Freunde oder Bekannte ebenfalls gewillt, sich mehr zu bewegen. Fragen kostet nichts, und soziale Unterstützung erleichtert positive Vorhaben.

Und übrigens: Der Hund in der Überschrift dieser Seite steht da nicht ohne Grund. Menschen, die jeden Tag ein bis zwei Stunden mit dem Hund spazieren gehen »müssen«, haben schon mal ein gutes grundlegendes Bewegungsprogramm, und zwar zu jeder Jahreszeit und bei jedem Wetter. Außerdem tut so ein freundlicher Vierbeiner als Hausgenosse auch der Seele gut und hilft, Stress abzubauen. Denken Sie mal darüber nach. Und wenn Sie selbst keinen Hund halten können oder wollen, vielleicht findet sich ja in der Nachbarschaft oder im Freundeskreis eine Familie, die froh ist, wenn Sie den einen oder anderen Spaziergang übernehmen.

Bestandsaufnahme

Hobbys:

....

....

Freizeitaktivitäten:

....

....

Damit kann ich entspannen:

....

....

So geht es mir jetzt:

....

....

....

....

In Bewegung kommen/bleiben

Sportliche Aktivität:

....

....

Trainingstag ankreuzen:

○ So   ○ Mo   ○ Di   ○ Mi   ○ Do   ○ Fr   ○ Sa

Zeitplan in Minuten:

....

Puls beim ersten Training/Puls beim fünften Training:

....

....

Was kann ich verbessern?

....

....

....

Bewegungsprotokoll

Montag

Bewegungsprogramm

Dauer

Anstrengung (1–5)

So ging es mir danach

Dienstag

Bewegungsprogramm

Dauer

Anstrengung (1–5)

So ging es mir danach

Mittwoch

Bewegungsprogramm

Dauer

Anstrengung (1–5)

So ging es mir danach

Donnerstag

Bewegungsprogramm

Dauer

Anstrengung (1–5)

So ging es mir danach

Freitag

Bewegungsprogramm

Dauer

Anstrengung (1–5)

So ging es mir danach

Samstag

Bewegungsprogramm

Dauer

Anstrengung (1–5)

So ging es mir danach

Sonntag

Bewegungsprogramm

Dauer

Anstrengung (1–5)

So ging es mir danach

Dos & Dont's

Überforderung sollten Sie vermeiden, vor allem, wenn Sie noch nicht so gut trainiert sind. Bei großer Hitze oder Kälte lieber eine »ruhige Kugel schieben«! An heißen Sommertagen die Bewegungseinheiten besser nach drinnen verlegen oder auf den kühleren Morgen und Abend. An kalten Wintertagen mit Temperaturen unter −5° C ist es ebenfalls empfehlenswert, drinnen zu trainieren und auch mit dem Schneeschippen vorsichtig zu sein. Im Übrigen: Einmal (!) gar nichts tun ist auch in Ordnung. Falsch verstandener Ehrgeiz kann mehr schaden als nutzen. Dass Sie sich schonen, wenn Sie einen Infekt ausbrüten bzw. anschließend auskurieren, sollte selbstverständlich sein, vor allem, wenn Sie ohnehin schon Probleme mit dem Herz haben.

Aber auch Unterforderung ist nicht gut. Notieren Sie Ihre Bewegungseinheiten im Kalender, so wird Ihnen deutlicher, ob Sie ausreichend „am Ball" sind. Bewegung im Alltag zählt dabei ebenso wie Bewegung im Sportdress – wenn Sie dabei immer wieder auf eine Herzfrequenz von 180 minus Lebensalter kommen und wenn Sie mindestens einmal am Tag durch Bewegung ins Schwitzen geraten.

Das will ich ausprobieren:

....

....

....

....

....

Schritt für Schritt

+ Das Auto etwas weiter weg parken
+ Mit dem Fahrrad zur Arbeit fahren
+ Zu Fuß zur Arbeit oder zu einem Termin gehen, eine Haltestelle früher aussteigen bzw. erst bei der nächsten einsteigen
+ Treppe statt Aufzug benutzen oder zumindest ein Stockwerk früher / später ein- oder aussteigen
+ Sich ein bewegtes Hobby suchen
+ Mal wieder im Garten arbeiten
+ Hausarbeit mit Schwung (vielleicht mit Musik) gestalten

Mein Meilenstein

Was habe ich erreicht?

Bewege ich mich mehr – täglich 10, 20 oder 30 Minuten? Welche Möglichkeiten nutze ich, den ganz normalen Alltag bewegter zu gestalten? Gerate ich einmal täglich durch Bewegung ins Schwitzen? Habe ich schon entdeckt, wie gut es tut, ein Ventil zu nutzen, statt im eigenen Saft zu schmoren? Atme ich bewusster?

....

....

....

....

Das hat mir gutgetan:

....

....

....

....

....

Zusammenfassung

Herz- und Kreislaufgesundheit profitieren so immens von Bewegung, dass Bewegung – könnte man sie in der Apotheke kaufen – ein teurer Verkaufsschlager wäre. Bewegung kostet jedoch kein oder kaum Geld, nur ein wenig Überwindung. Die lange Liste ihrer positiven Wirkungen motiviert. Ein sitzender Lebensstil verschärft gesundheitliche Probleme, körperliche Aktivität bessert sie, das weiß man heute sehr genau. Selbst eine Viertelstunde Bewegung pro Tag verbessert die Lebenserwartung deutlich!

Es geht also gar nicht darum, Jan Ullrich nachzueifern, der sich mit dem überlieferten Zitat »Quäl dich, du Sau!« antrieb, sondern darum, sich ein beherztes »Tu dir was Gutes, Schatz!« zuzurufen und etwas mehr Bewegung ins Leben zu bringen. Eine halbe Stunde pro Tag gilt als gesundes Maß, wobei eine Dreiviertelstunde den Nutzen noch erhöht. Ausdauer, ab dem sechzigsten Lebensjahr auch ein wenig Krafttraining, und für die Stabilität und Gangsicherheit die eine oder andere Gleichgewichts- bzw. Koordinationsübung. Auf einem Bein stehen, ein paar Schritte rückwärts gehen, mal etwas »mit links« tun (Linkshänder mit rechts) ... gehen Sie es spielerisch an. Ihr Bewegungsapparat, das Bindegewebe und nicht zuletzt Ihr Herz werden es Ihnen danken.

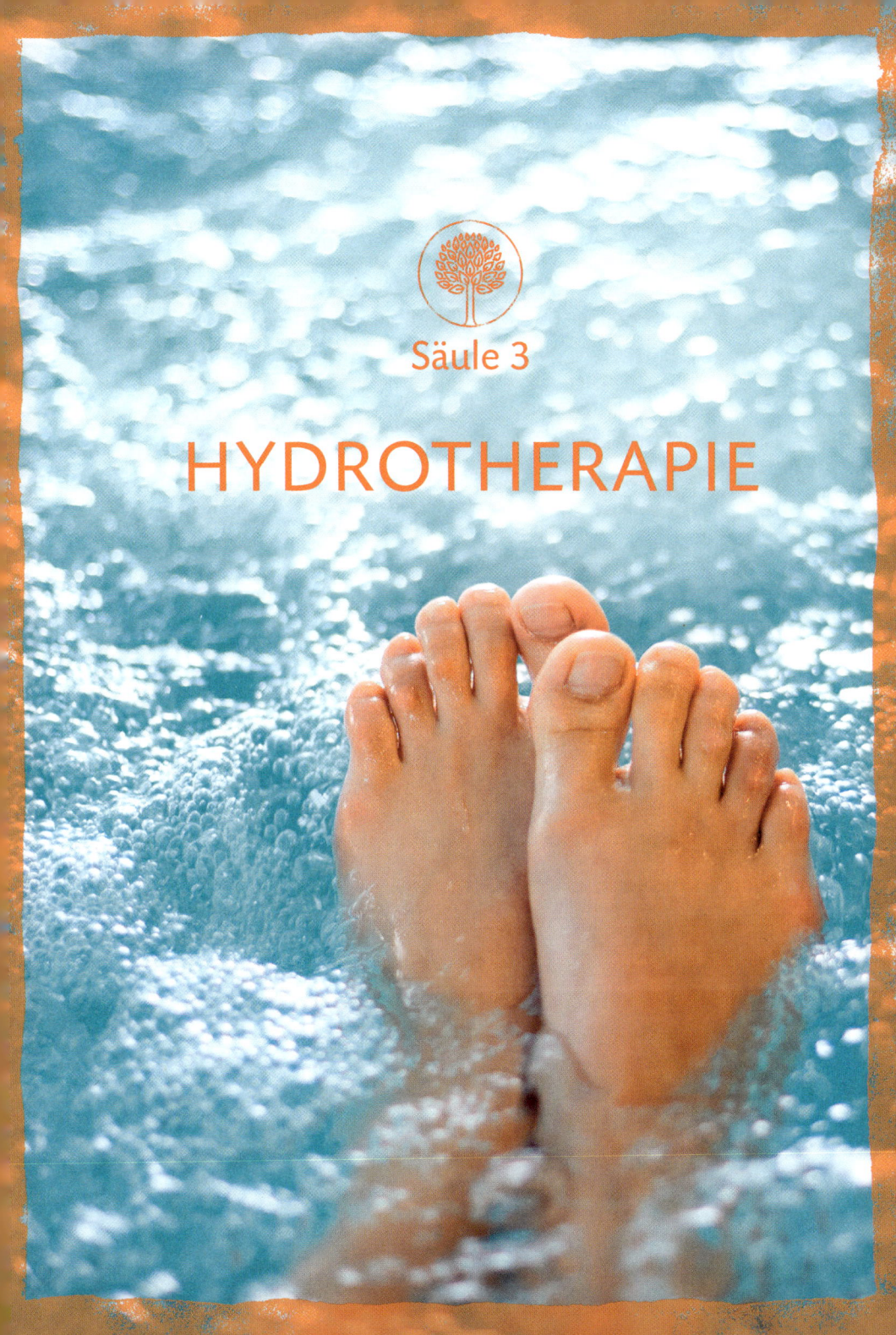

Säule 3

HYDROTHERAPIE

Wasser fürs Herz

Die Hydrotherapie ist die Behandlung mit Wasser und im weiteren Sinne mit Temperatur und physikalischen Reizen. Physikalische Reize sind z. B. Wasserdruck auf Muskulatur und Bindegewebe sowie die Entlastung von Gewicht im Wasser. Diese elementare Behandlungsform ist weitaus weniger bekannt als ihre Geschwister Stressbewältigung, Bewegung, Ernährung, Medikamente. Zu Unrecht!

Sebastian Kneipp hat die Hydrotherapie im 19. Jahrhundert neu belebt. Doch schon bei den alten Römern gab es Thermen, in denen Wasser- und Temperaturreize zu Heilzwecken angewendet wurden.

Wärme und Kälte

Jeder weiß, dass physikalische Reize den Körper beeinflussen. Wir reagieren auf Wärme und Kälte. Diese Reaktionen können genauso trainiert werden wie die Muskulatur durch Sport oder die Konzentration durch aufmerksame Denkarbeit. Die Veränderungen treten nicht nur während des Reizes auf – bei regelmäßigen Anwendungen halten sie an und führen zu dauerhaften Veränderungen, wie zum Beispiel einer Blutdrucksenkung.

Einige Beispiele gefällig? Schon tägliche warme Vollbäder senken den Blutdruck und trainieren außerdem sanft das Herz. Außerdem führt Wärme zur Entspannung von Psyche, Muskeln und inneren Organen. Deshalb tut vielen Menschen ein Saunagang so gut. Aber auch Kälte beeinflusst Durchblutung und Blutdruck. Und bei regelmäßigem Training »lernen« die Gefäße, sich besser zu verengen und anschließend zu erweitern. Das gilt beispielsweise bei Wechselduschen oder bei den beliebten Kneipp'schen Kaltwassergüssen. Man spricht hier auch von »Gegenregulation«.

Diese Gegenregulation führt zu einer Entspannung des gesamten Körpers – inklusive Blutdrucksenkung. Die Wasseranwendungen sind nicht nur gut für Ihr Herz – sie fördern auch Entspannung und allgemeines Wohlbefinden! (Und das wiederum wirkt sich positiv aufs Herz aus!)

Prinzipiell gilt bei allen Reizen die *Arndt-Schulz-Regel:* »Sanfte Reize wecken die Lebenskräfte. Mittlere Reize stärken die Lebenskräfte. Allzu starke Reize schaden nur, denn sie schwächen den Organismus.« Suchen Sie mit gesundem Menschenverstand die goldene Mitte. Zu wenig Belastung verändert wenig, zu viel Belastung führt zu Erschöpfung und möglicherweise sogar zu Schäden. Zum Beispiel passiert nach einer Minute Sauna nur wenig, zehn bis fünfzehn Minuten sind normalerweise günstig, aber eine Stunde in der Sauna schwächt nur. Nehmen Sie nicht nur auf Konstitution, Trainingszustand und Krankheitsstadium Rücksicht, sondern auch auf Ihre Tagesform! Fragen Sie Ihren Arzt, falls Sie nicht sicher sind, ob Sie eine leichte, mittelgradige oder schwere Herzkrankheit haben und ob Sie die Anwendung machen können!

Geringe Kosten, kaum Nebenwirkungen, gute Verfügbarkeit und gute Erfahrungen machen Wasseranwendungen zu ausgezeichneten Selbsthilfestrategien. Gesund und entspannend sind sie auf jeden Fall – Sie sollten sie ausprobieren! Und natürlich ist es am besten, wenn Sie die Säulen der Naturheilkunde für einen noch größeren Nutzen miteinander kombinieren.

. . . . UND DARAUF SOLLTEN SIE ACHTEN . . . .

Gerade Herzpatienten sollten sich bei Kneippanwendungen an die alte Regel halten: »Den Kopf halt kühl, die Füße warm, das macht den besten Doktor arm.« Vor kalten Wasseranwendungen sollten die Füße also immer gut erwärmt sein.

Beispiele für die Praxis

Sauna

Das Schwitzen in der Sauna ist beliebt und bekannt. Da leider bei uns die wenigsten eine eigene Sauna besitzen, müssen Sie dafür vermutlich das Haus verlassen und mit Kosten rechnen. Doch Saunieren ist weitverbreitet, gesellig, recht gut erforscht und hat einen breiten Nutzen.

Wissenschaftlich belegter Nutzen bei

+ Bluthochdruck
+ Herzschwäche
+ Vermeidung eines erneuten Herzinfarkts
+ Übergewicht
+ peripherer arterieller Verschlusskrankheit
+ chronischer Bronchitis
+ Erschöpfungssyndrom
+ Infektanfälligkeit
+ Suchterkrankungen
+ Schmerzerkrankungen

Vorsicht!

Wenn Sie unter einer fortgeschrittenen Herz-Kreislauf-Erkrankung, unter Wassereinlagerungen oder ausgeprägten Krampfadern leiden, sollten Sie nicht saunieren. Bei unbehandeltem oder unkontrolliertem Bluthochdruck sollten Sie das kalte Tauchbecken meiden. Und bitte, gehen Sie nie in die Sauna, wenn Sie unter Alkoholeinfluss stehen.

Durchführung

+ Regelmäßig, wöchentlich, auch im Sommer
+ Zu Beginn mit geringerer Temperatur, vor allem bei schwacher Konstitution und bei fortgeschrittener Erkrankung, z. B. Biosauna bzw. 60 °C. Kaltes Tauchbecken nicht bei unbehandeltem bzw. unkontrolliertem Bluthochdruck.
+ Folgen Sie den üblichen Saunaanleitungen.

Temperatur-ansteigende Armbäder

Ansteigende Armbäder sind der Klassiker der Kneippmedizin bei Herzerkrankungen. Sie sind etwas zeitaufwendig, können aber ohne Kosten zu Hause gemacht werden.

Wissenschaftlich belegter Nutzen bei

+ Bluthochdruck und akuter Blutdruckkrise
+ Verkalkung der Herzkranzgefäße
+ stabiler Angina Pectoris
+ stabiler Herzschwäche
+ Asthma bronchiale

Vorsicht!

Bei einem Lymphstau an den Armen und bei fortgeschrittenen Herz-Kreislauf-Erkrankungen (besonders bei einer schweren peripheren arteriellen Verschlusskrankheit) sollten Sie keine Temperatur-ansteigenden Armbäder durchführen. Hier können aber ansteigende Fußbäder wohltuend wirken.

Durchführung

+ Regelmäßig, alle ein bis zwei Tage
+ Legen Sie beide Unterarme in etwa 33 °C warmes/handwarmes Wasser (z. B. sauberer Putzeimer, Wanne, Waschbecken). Sie können die Temperatur mit einem Fieber- oder Badethermometer messen.
+ Steigern Sie die Wassertemperatur über ca. 20 Minuten hinweg gleichmäßig bis auf 39–42 °C. Wenn Sie eine Gänsehaut bekommen, ist das Wasser vermutlich zu heiß: Bei Temperaturen über 42 °C werden paradoxerweise wieder Kälterezeptoren angesprochen und die Wirkung sinkt.
+ Verwenden Sie nach Belieben Badezusätze wie Lavendel oder Melisse.
+ Trocknen Sie sich ab. Nachruhen, am besten 20 Minuten.

Brustwickel

Auch für Brustwickel müssen Sie etwas Zeit einplanen. Außerdem brauchen Sie einen Helfer. Doch sie sind kostenlos und gut zu Hause durchführbar. Brustwickel sind eine echte »Wellness-Anwendung« – sie wirken nicht nur auf das Herz-Kreislauf-System, sondern besonders stark auf das allgemeine Wohlbefinden (über das vegetative Nervensystem).

Anerkannter Nutzen bei

+ Bluthochdruck
+ anderen stabilen Herzerkrankungen
+ Schmerzen und Entzündungen im Brustbereich

Vorsicht!

Bei einer schweren allgemeinen Schwäche und wenn es Ihnen auch nach 20 Minuten nicht gelingt, im Wickel warm zu werden, sollten Sie auf diese Anwendung verzichten.

Durchführung

+ Mindestens zwei Mal wöchentlich über einige Wochen.
+ Gehen Sie vor der Anwendung zur Toilette.
+ Es sollte Ihnen warm sein. Sie können dazu vorher ein warmes Fußbad nehmen, eine Wärmeflasche an die Füße legen oder einen warmen Tee trinken. Statt kaltem Wasser kann auch lauwarmes verwendet werden.
+ Tränken Sie ein großes Geschirrtuch oder grobes Leinentuch mit kaltem (bzw. lauwarmem) Wasser und wringen Sie es aus.
+ Während Sie im Bett sitzen, legt ein Helfer ein Badetuch oder ein anderes großes, dickes Tuch hinter Ihnen aufs Bett, darauf dann das feuchte Geschirrtuch.
+ Sie legen sich auf die Tücher und spreizen die Arme ab. Der Helfer wickelt zunächst das feuchte Tuch möglichst faltenfrei um die Brust, dann das trockene Tuch, damit die Bettwäsche trocken bleibt.
+ Warm zudecken und 30 bis 45 Minuten ruhen. Nach einem klammen Gefühl kommt es nach zehn bis zwanzig Minuten zu einem warmen Gefühl, das die meisten als wohlig-angenehm empfinden. Der Grund hierfür ist der Wärmestau unter den Tüchern und die Gegenregulation des Körpers. Außerdem kommt es über die Hautreizung zu Reflexen der Brustorgane.
+ Ruhen Sie ohne Radio, Telefon oder Gespräche. Sie können den Wickel gut mit Entspannungsübungen und Einreibungen (z. B. mit Lavendelöl) kombinieren.
+ Nach dem Wickel sollten Sie sich abtrocknen und einige Minuten, am besten eine halbe Stunde, nachruhen.

Lavendel-Herzauflagen

Lavendel-Herzauflagen sind auch sehr einfach, nahezu gratis und können zu Hause gemacht werden. Der Zeitaufwand ist eher gering, vor allem wenn man sie vor oder bei dem Einschlafen macht. Viele schätzen den Duft als sinnliches Erlebnis.

Wissenschaftlich belegter Nutzen bei

+ Angst
+ Depression
+ Schlafstörung
+ bei Bluthochdruck und Herzrasen

Durchführung

+ Reiben Sie Ihre Herzgegend bzw. Brustbein mit Lavendelöl ein (am besten 1 Teelöffel in 2- bis 10-prozentiger Verdünnung, alternativ zwei Tropfen reines Öl).
+ Machen Sie ein Geschirrtuch mit kaltem Wasser gründlich nass, wringen Sie es aus. Falten Sie es auf ca. DIN-A4-Größe und legen Sie es auf Ihre Herzgegend.
+ Bedecken Sie das feuchte Tuch mit einem Frottee-Handtuch, damit das Bettzeug trocken bleibt.
+ Ruhen Sie etwa 30 Minuten im Bett. Sie können es auch als Teil des Einschlafrituals machen. Dabei können Sie gerne eine Entspannungsübung machen.

+ Beginn am krankheitsfernen Ort, Nutzung der sogenannten konsensuellen (im gesamten Organismus gleichermaßen wirkenden) Reaktion.
+ Keine kalten Anwendungen an kalten Körperteilen.
+ Reize je nach Reaktionslage langsam steigern. Empfindliche Patienten beginnen mit warmen Anwendungen, gehen dann zu wechselwarmen und erst allmählich zu kalten Reizen über.
+ Die Thermoregulation des Menschen folgt über den Tag einer bestimmten Rhythmik. Die Erwärmungsphase erfolgt ca. von 3 bis 15 Uhr, die Abkühlungsphase von 15 bis 3 Uhr. Eine besonders starke Reaktion erhält man, wenn man entgegen diesem Rhythmus morgens kalte und nachmittags warme Reize einsetzt. Bei nervösen, vegetativ instabilen Menschen empfiehlt man dies erst im weiteren Verlauf der Therapie, wenn sich schon ein gewisser Gewöhnungs- und Trainingseffekt eingestellt hat.
+ Es kann eine sogenannte reaktive Phase = »Kurkrise« auftreten. Diese ist oft nach zwei Wochen als Ausdruck einer Umstimmung des Körpers zu beobachten und verschwindet nach drei Wochen wieder. Diese Phase sollte nicht dazu verleiten, mit den Wasseranwendungen aufzuhören.
+ Nach den jeweiligen Anwendungen sollte eine Rötung der Haut auftreten. Sie wird in der Kneipptherapie als »Reaktion« bezeichnet und als Indiz für eine gute Wirkung gewertet.
+ Kneippanwendungen sollten nicht unmittelbar nach den Mahlzeiten durchgeführt werden.
+ Die Reize der Kneippanwendungen sind sehr gut mit aktiver Bewegungstherapie kombinierbar.
+ Eine Faustregel besagt, dass immer dann, wenn die Nasenatmung nicht mehr ausreicht, man also die Mundatmung zu Hilfe nehmen muss, eine Pause gemacht werden sollte, um eine Überlastung des Organismus zu vermeiden.

Dos & Don'ts

Schwimmen und Wassergymnastik kombinieren die Vorzüge von Bewegung und Wärme. Damit sind sie besonders zu empfehlen bei (leicht- und mittelgradiger) Herzschwäche, Übergewicht und Schmerzerkrankungen. Der Wasserdruck führt auch zu einer Ausschwemmung, wirkt also entwässernd.

Bei Herzschwäche sollten Sie vorher Ihren Arzt fragen: Der Wasserdruck treibt das Blut von den Gliedern in den Rumpf, sodass das Herz einen Liter mehr Blut umwälzen muss! Allein der Wasserdruck macht schon eine Belastung von 75 Watt aus und kann bei fortgeschrittener Herzschwäche zu anstrengend sein. Bei stärkeren Herzen wiederum ist er wertvolles Training!

Das wurde mir angeraten und spricht mich an:

....

....

....

....

....

....

....

....

Vorher:

....

Nachher:

....

Mein Meilenstein

Diese Wasseranwendung passt am besten zu mir:

o   Sauna
o   Temperatur-ansteigende Armbäder
o   Brustwickel
o   Lavendel-Herzauflagen
o   Schwimmen oder Wassergymnastik

Bis zur Beurteilung der Wirksamkeit in vier bis acht Wochen (das heißt am ....) werde ich sie wöchentlich ....-mal machen, und zwar am besten an folgenden Wochentagen:

....

....

Das hat mir gutgetan:

....

....

....

....

....

....

....

....

Zusammenfassung

Am besten stehen Sie auf allen Säulen der Naturheilkunde. Wasseranwendungen ergänzen die anderen Säulen. Sie wirken mit elementaren physikalischen Mitteln und haben anhaltende Wirkungen auf Gefäße, Nervensystem und Psyche. Damit können Sie Bluthochdruck, Herzschwäche und andere Herz-Kreislauf-Erkrankungen bessern. Es gibt wenige Gegenanzeigen. Bei Endstadien von Herz-Kreislauf-Erkrankungen sind sie allerdings zu belastend.

Sorgen Sie sich um sich! Gönnen Sie sich die Wasseranwendung, die am besten zu Ihnen passt! Verbinden Sie sie mit Entspannungsübungen! Packen Sie es an und probieren Sie aus, ob Sie sich nach den Anwendungen besser fühlen.

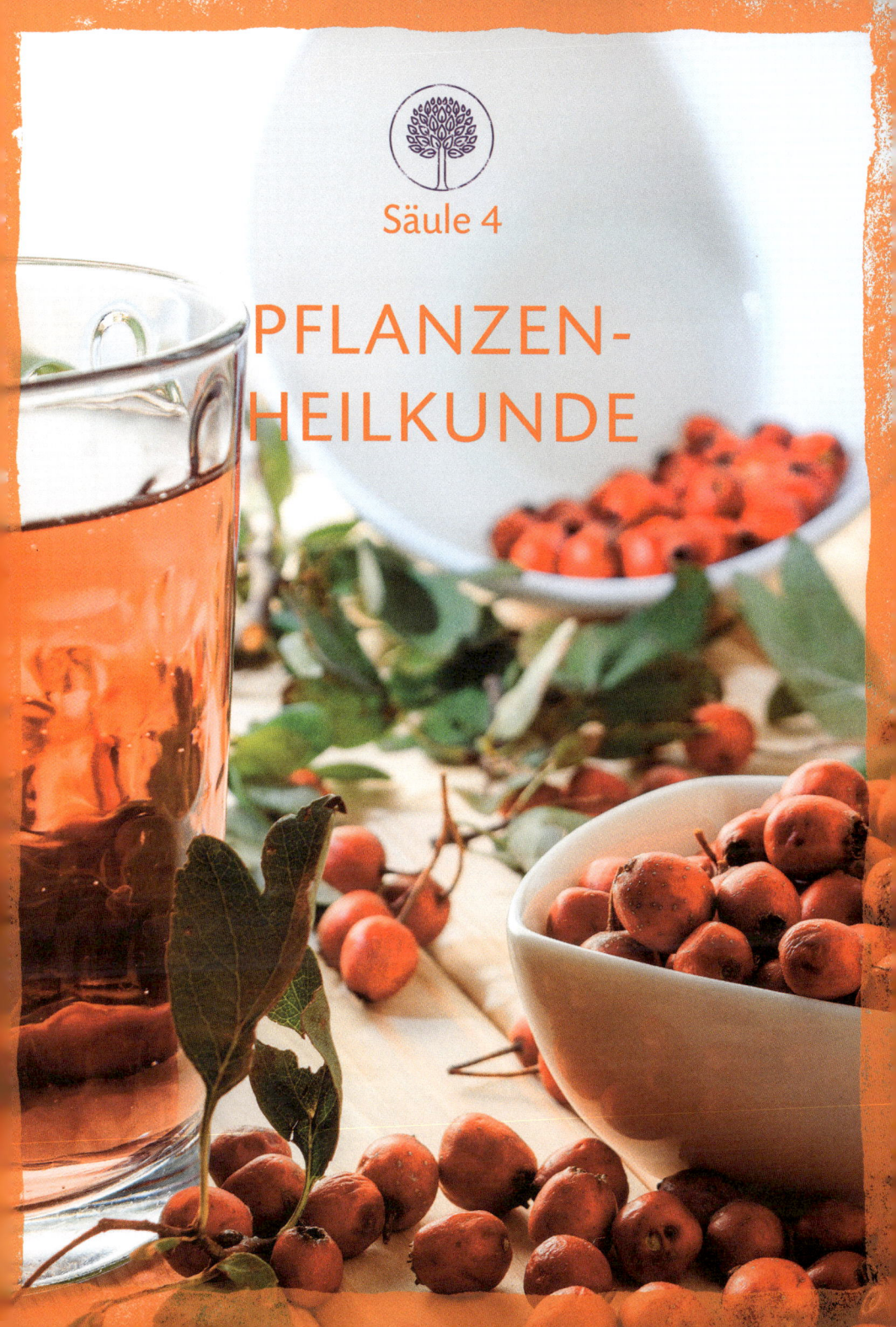

Säule 4

PFLANZEN-HEILKUNDE

Mit Pflanzen dem Herz helfen

In der Naturheilkunde macht man sich seit Jahrtausenden die Heilkraft von Pflanzen zunutze. Am bekanntesten und traditionell Bestandteil vieler Hausapotheken sind Kräutertees.
Im letzten Jahrhundert ist man dazu übergangen, Pflanzenextrakte in Tabletten- oder Tropfenform anzubieten. Damit ist die Einnahme bequemer und vor allem der Gehalt an Inhaltsstoffen vereinheitlicht.

Bekannt sind besonders Weißdorn, Knoblauch und Ginkgo.

Weißdorn hat viele positive Wirkungen: Er steigert die Herzkraft, reduziert den Gefäßwiderstand und den Blutdruck, senkt die Anfälligkeit für Rhythmusstörungen, verbessert die Durchblutung der Herzkranzgefäße, schützt das Herz im Falle eines Infarkts, bessert die Belastbarkeit und steigert die Lebensqualität. Weißdorn ist günstig, gut verträglich, und es sind kaum Wechselwirkungen bekannt.

Allerdings sind die meisten Untersuchungen der Wirksamkeit alt und genügen nicht den modernen wissenschaftlichen Ansprüchen. Man weiß nicht, ob die wichtigste Erwartung an ein Arzneimittel, nämlich die Verlängerung der Lebensdauer, erfüllt wird – das wurde nie getestet. Im Vergleich mit einem Scheinmedikament *(Placebo)* kann Weißdorn aber glänzen. Er ist ein hervorragendes Mittel.

Weißdornpräparate sind empfehlenswert bei Herzschwäche und gleichzeitiger Unverträglichkeit oder Ablehnung der Standardtherapie sowie in Einzelfällen als Versuch zusätzlich zur Standardbehandlung. Sie können auch zur Behandlung von leichten Herzrhythmusstörungen und von leichtem Bluthochdruck eingesetzt werden.

Knoblauch ist weithin bekannt. Er senkt den Blutdruck und die Blutfettwerte und scheint die Blutgerinnung zu hemmen. Zur Verlängerung der

Lebensdauer bei Bluthochdruck und anderen Herz-Kreislauf-Erkrankungen gibt es widersprüchliche Ergebnisse. Bei der peripheren arteriellen Verschlusskrankheit hilft er vermutlich nicht.

Knoblauch ist sowohl Medikament als auch als Lebensmittel. Wichtig ist die Form: Knoblauch enthält Stoffe, die flüchtig sind und von der Magensäure zersetzt werden. Also sind Kapseln günstiger als roher Knoblauch. Zusätzlich gilt: »Es hilft nur, wenn es stinkt!« Wegen der blutverdünnenden Wirkung sollte er eine Woche vor einer geplanten Operation abgesetzt werden.

Ginkgo ist eins der nur vier (!) Pflanzenmittel, die von der gesetzlichen Krankenversicherung bezahlt werden. Die Kosten werden aber zur Behandlung von Demenz erstattet. Hier scheiden sich die Geister: Einige Forschergruppen sehen den Nutzen als bewiesen an, andere nicht. Auch bei der peripheren arteriellen Verschlusskrankheit sind die Meinungen geteilt.

Ein **Kombinationspräparat** vereint die klangvollen Pflanzennamen Weißdorn, Mistel, Königin der Nacht und Indische Schlangenwurzel (*Homviotensin*®). Schlangenwurzel (*Rauwolfia*) gibt es auch als Einzelmittel, Mistel als Tee. Die Pflanzen sind altbewährte Heilkräuter mit wissenschaftlich belegter Wirkung bei Blutdruckstörungen, Angina Pectoris und Herzschwäche. Sie sind jedoch weniger gut erforscht als die lukrativen, weil anfangs patentgeschützten schulmedizinischen Medikamente. Homviotensin ist eine gute Wahl bei zu niedrigem und auch bei leicht erhöhtem Blutdruck für diejenigen, die ein pflanzliches Mittel nehmen wollen. Ist der Bluthochdruck deutlich zu hoch, sind die in ihrer Verlässlichkeit besser belegten »normalen« Blutdruckmittel vorzuziehen.

Die Blutdrucknormalisierung ist dann einfach wichtiger als ideologische Grabenkämpfe!

Dos & Don'ts

Mittel aus der Pflanzenheilkunde können eine gute Möglichkeit sein, leichtere Beschwerden zu lindern und das Herz zu stärken. Insofern sind sie gut für die Selbsthilfe geeignet. Bedenken Sie dabei aber immer: Alles, was wirkt, hat auch Nebenwirkungen. Übertreiben Sie also auch den Gebrauch pflanzlicher Mittel nicht. Und lassen Sie sich durch den Gebrauch von Hausmitteln nicht davon abhalten, ärztliche Hilfe in Anspruch zu nehmen.

Das wurde mir angeraten und spricht mich an:

Blutspende hilft gegen Bluthochdruck

Die Blutspende kommt nicht aus der Pflanzenheilkunde. Sie ist aber eine ergänzende Behandlung bei Bluthochdruck. Die Blutspende senkt den Blutdruck ebenso stark wie eine Blutdrucktablette (abhängig von der Ausprägung des Bluthochdrucks und der Häufigkeit der Spenden: ein- bis viermal im Jahr). Außerdem ist sie kostenlos – je nach Anbieter verdienen Sie sogar noch etwas dabei. Und sicher tun Sie eine gute Tat, denn in vielen Krankenhäusern herrscht ständig Mangel an Blutkonserven. Bei Unfällen können Blutkonserven über Leben und Tod entscheiden.

Einzige Nachteile sind der kleine Schmerz beim Nadelstich und der Zeitaufwand von einer Stunde einmal im Vierteljahr.

Wer darf Blut spenden?
Die allermeisten Menschen bekommen die Erlaubnis zur Blutspende. Die wichtigsten Gegenanzeigen sind schwere Herzschwäche, schweres Asthma, erlittener Herzinfarkt/Schlaganfall/mehrere Thrombosen, eine aktuelle oder überstandene Krebserkrankung, einige Infektionskrankheiten und Fieber in den letzten vier Wochen.

Packen Sie es an, tun Sie sich und anderen Menschen etwas Gutes: Nehmen Sie Kontakt mit dem nächsten Blutspendedienst auf! Erkundigen Sie sich zum Beispiel bei Ihrem Arzt oder beim Deutschen Roten Kreuz: Telefon 0800 11 949 11 bzw. *www.drk-blutspende.de/blutspendetermine/*.

Das hat mir gutgetan:

....

....

....

....

....

....

....

Zusammenfassung

Es gibt verschiedene pflanzliche Medikamente gegen Herzkrankheiten. Leider sind sie weniger gut erforscht als die herkömmlichen aus der Schulmedizin. Daher sind sie in aller Regel nur die zweite Wahl. Vor allem bei gravierenden Beschwerden können wir Ihnen nur raten, zu den bewährten Medikamenten zu greifen, die Ihr Arzt Ihnen verschreibt. Eine wirksame, dauerhafte Blutdrucksenkung ist von entscheidender Bedeutung für Ihre Gesundheit – machen Sie in diesem Bereich keine Experimente!

Ätherische Öle sind ein Teil der Pflanze. Und Aromatherapie ist ganz klar ein Teil der Pflanzenheilkunde. Ätherische Öle sind ein schönes Selbsthilfemittel zusätzlich zu Ihren Medikamenten – ob mit oder ohne Herzauflage. Sie regen die Sinne und können außerdem auch noch Spaß machen!

Und schließlich raten wir Ihnen: Gehen Sie zur Blutspende! Sie ist sehr effektiv, kostet nichts, dauert nicht lange und hilft Ihnen und anderen!

Säule 5

ERNÄHRUNG

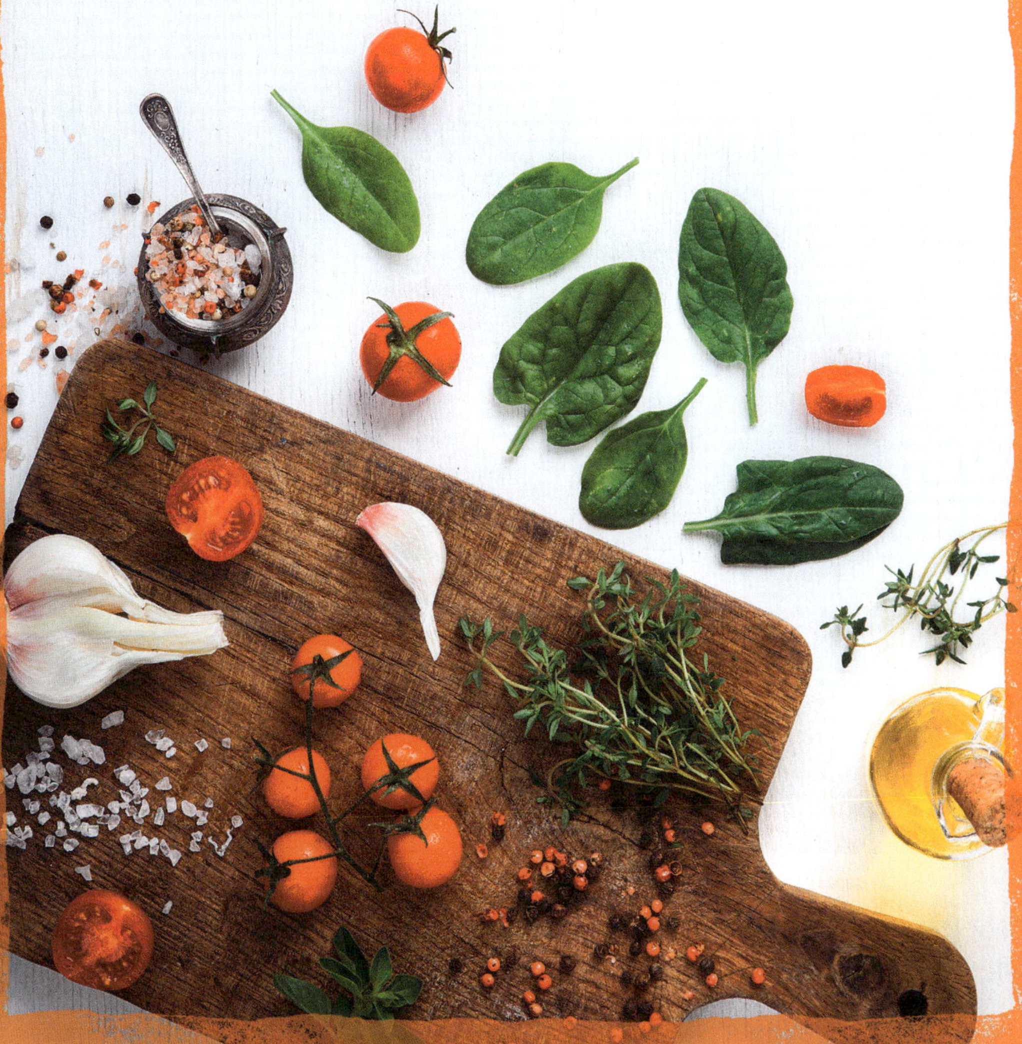

Nahrung,
die das Herz begehrt

Zum Thema Ernährung haben Sie wahrscheinlich bereits einige Ratschläge von Ihrem Arzt bekommen: »Verzichten Sie auf Butter, essen Sie überhaupt am besten so wenig Fett wie möglich, und abnehmen wäre auch nicht schlecht. Ach ja, und lassen Sie auch Salziges weg, dann ist schon viel getan.« Lecker hört sich das nicht gerade an, und manch einer gibt in puncto Ernährung entmutigt auf, bevor er richtig angefangen hat. Dabei würde es sich lohnen: 45 Prozent der Todesfälle durch Herzkrankheiten und Diabetes sind nach neuesten Studien ernährungsbedingt.

Doch die moderne Ernährungsforschung zeigt auch, dass herzgesunde Ernährung genussvoll und schmackhaft sein kann. Auch um ein gesundes Gewicht zu erreichen und zu halten (was oft der schwierigere Teil ist), müssen Sie nicht hungern!

Man ahnt es seit den 1950er-Jahren, und spätestens seit 2013 ist es unumstritten: Eine mediterrane Ernährung mindert das Risiko für Herz-Kreislauf-Erkrankungen und gilt als Goldstandard sowohl zur Vorbeugung als auch bei bereits bestehenden Krankheiten.

Mediterrane Vollwerternährung

In der Naturheilkunde verbinden wir die mediterrane Ernährung mit der Vollwerternährung, was gut und harmonisch möglich ist, weil viele Gemeinsamkeiten bestehen. Mit einer mediterranen Vollwerternährung ernähren Sie Ihr Herz auf die allerbeste Art und Weise. Hier ein kurzer Überblick, weshalb sie so wertvoll ist. Die mediterrane Vollwerternährung ist:

+ vitalstoffreich (Vitamine, Mineralstoffe, Spurenelemente, viele weitere sekundäre Pflanzenstoffe, auch Ballaststoffe u.a.)
+ nährstoffreich in herzgesunder Form (durch überwiegend einfach und mehrfach ungesättigte Fette, komplexe Kohlenhydrate in ihrer komplexen Form und hochwertiges Eiweiß)
+ schmackhaft und »herzhaft« (großzügige Verwendung von Kräutern und Gewürzen)

Das zeichnet die mediterrane Vollwerternährung aus

So naturbelassen wie möglich. Keine Fertiggerichte, denn Fertiggerichte enthalten eine Vielzahl von Zusatzstoffen, deren Wirkungen und Wechselwirkungen noch nicht geklärt sind. Überdies wird ihnen häufig zu viel Salz und Zucker zugesetzt. Hinzu kommt, dass die Qualität der Rohstoffe für den Endverbraucher nicht ersichtlich ist. Fertigbackwaren z. B. enthalten meist minderwertige Backfette, teilweise gehärtet, teilweise Transfettsäuren, welche als äußerst ungünstig einzustufen (und deshalb in manchen Ländern sogar verboten) sind. Kochen Sie mal wieder selbst! Einige Rezepte finden Sie am Ende dieses Buchs.

Gemüse, Getreide und Hülsenfrüchte, Nüsse und Saaten sowie Obst bilden die Basis. Die Ernährung ist pflanzlich betont, aber nicht unbedingt vegetarisch oder gar vegan. Untersuchungen zeigen, dass die Gesündesten nicht diejenigen sind, die gar kein Fleisch essen, sondern diejenigen, die wenig Fleisch essen, insbesondere wenig verarbeitete Fleisch- und Wurstwaren. Tierische Produkte von guter Qualität ergänzen den Speiseplan: Fisch, Milchprodukte und Fleisch, am besten in Bioqualität. Neben ethischen Gesichtspunkten ist der Gesundheitswert bei Bioware meist besser.

Die besten Öle und Fette verwenden. Weil sie antientzündlich wirken, sind sie (hoffentlich) in aller Munde: die Omega-3-Fettsäuren. Dies sind sogenannte mehrfach ungesättigte Fettsäuren. Sie kommen in der tierischen Form in fettem Seefisch vor (Hering, Lachs, Makrele) und in der pflanzlichen Form in Lein-, Hanf- und Chiasaat (und deren Ölen), in Rapsöl, Walnüssen, dunkelgrünem Gemüse und Algen. Diese Öle helfen Ihnen, Ihre Blutfettwerte, insbesondere den LDL/HDL-Quotienten (Cholesterin) zu verbessern. Überdies halten sie eventuelle Ablagerungen an den Gefäßinnenwänden geschmeidiger.

Auch die sogenannten einfach ungesättigten Fettsäuren sind empfehlenswert. Sie sind reichlich enthalten z. B. in Olivenöl und in Avocados.

. . . .UND DARAUF SOLLTEN SIE ACHTEN. . . .
Wenn Sie oder Ihre Lieben beim Kochen nicht auf
den Geschmack von Butter verzichten möchten,
verwenden Sie Rapsöl mit natürlichem Butteraroma.

Das Salz in der Suppe ...

Etwa 60 Prozent der Menschen reagieren auf vermehrten Salzkonsum mit Blutdruckerhöhung. Doch auch wer nicht zu dieser Mehrheit zählt, schont seine Gesundheit mit maßvollem Salzgenuss. Es hat sich gezeigt, dass ein hoher Salzkonsum weitere ungünstige Wirkungen nach sich zieht. Nieren, Herz und das Gewebe im ganzen Körper leiden darunter. 6 Gramm Salz täglich dürfen es nach Ansicht der Deutschen Gesellschaft für Ernährung (DGE) sein. Ein gestrichener Teelöffel sind circa 2 Gramm. Eine abgepackte Einzelportion, das kleine Salztütchen in der Gastronomie, enthält etwa 1 Gramm. Doch Studien zeigen, dass drei Viertel der Männer und fast zwei Drittel der Frauen diese Empfehlung im Alltag überschreiten.

. . . .UND DARAUF SOLLTEN SIE ACHTEN. . . .
Schon durch den Verzicht auf Fertigessen isst man ein paar Gramm
Salz weniger. Die dicksten Salzfässchen sind: Salzstangen, Laugen-
gebäck, Schmelzkäse, Instantbrühe, Fischkonserven, salzreiches
Mineralwasser, Mayonnaise, Gemüsekonserven, Fertigsoßen.

... und das süße Leben

In der Entwicklungsgeschichte des Menschen spielt der *süße* Geschmack eine besondere Rolle: Süß, das stand für reife Früchte, für seltenen wilden Honig, für schnelle Energie und war so gut wie nie giftig. Bis heute werden im Gehirn »Glücklichmacher« ausgeschüttet, wenn wir Süßes schmecken. Nur kommen wir inzwischen viel zu leicht an die süßen Sachen heran. Und die fortschreitende Verzuckerung ist definitiv ein gesundheitliches Problem. Die extrem gestiegene Zuckeraufnahme hat Folgen:

+ ungünstige Blutfettwerte
+ erhöhter Harnsäurespiegel
+ erschwerte Funktion der Blutplättchen
+ Gewichtszunahme/Übergewicht
+ Diabetes-Vorstufen
+ nicht alkoholische Fettleber

Die Weltgesundheitsorganisation hat deshalb ihre Zuckerrichtlinie aktualisiert. Demnach sind bis zu 6 Teelöffel zugefügter Zucker täglich in Ordnung, das sind ungefähr 25 Gramm. Das Problem: Diese Menge steckt schon in einem großen Glas Limonade. Und auch in vielen fertig gekauften Lebensmitteln steckt sehr viel Zucker, oft hinter verschleiernden Begriffen gut versteckt.

Zum Glück ist die Süßschwelle genau wie die Salzschwelle in unserem Geschmacksempfinden bereits nach wenigen Tagen abgesenkt. Ein paar Tage »Entzug«, und deutlich kleinere Mengen bringen das gleiche Geschmackserlebnis, dieselbe Zufriedenheit. Oder Sie reduzieren nach und nach, auch das bringt Sie ans Ziel.

Und was ist mit Honig, Birkenzucker und so weiter? Auch wer mit ihnen süßt, fügt seiner Nahrung Zucker zu.

Unser Rat: Wählen Sie das Süßungsmittel, das Ihnen am »sympathischsten« ist oder am besten schmeckt, und halten Sie sich an die oben empfohlene Höchstverzehrsmenge. In der Naturheilkunde werden schonend erzeugte Honige, natürliche Sirupe/Dicksäfte sowie Vollrohrrohzucker bevorzugt.

Und jetzt noch das Fett weg?!

Wählen Sie bei Milchprodukten die fettarmen Varianten und behalten Sie die allgemeine Empfehlung im Kopf, pro Tag maximal zwei Portionen zu sich zu nehmen – am besten in Bioqualität. Eine Portion ist ein Glas Kefir oder zwei dünne Scheiben Käse oder ein kleiner Becher Joghurt.

Leinöl, Hanföl, Walnussöl usw. sind ausschließlich für die kalte Küche geeignet. Mit Olivenöl können Sie dünsten, 150 °C sind kein Problem. Wenn Sie mit größerer Hitze arbeiten wollen, nehmen Sie ein raffiniertes Rapsöl (z. B. das bereits erwähnte Rapsöl mit natürlichem Butteraroma), Kokosfett oder Butterreinfett/Butterschmalz/Ghee. Beim Backen können Sie ein Drittel der benötigten Buttermenge durch Quark ersetzen.

Cholesterin und Homocystein oder: Muss ich vegetarisch leben?

Im Durchschnitt nehmen Erwachsene in Deutschland doppelt so viel Cholesterin zu sich wie »erlaubt«. Dabei sind die empfohlenen 300 Milligramm pro Tag gar nicht so wenig: 1 Ei enthält 280 mg, 100 Gramm Wurst circa 100 mg, Fleisch circa 75 mg, und pflanzliche Lebensmittel sind ohnehin cholesterinfrei.

Bei allen Diskussionen über die Schädlichkeit: Ein erhöhter Cholesterinspiegel im Blut gehört nach wie vor neben erhöhtem Blutdruck, Übergewicht und Diabetes zu den größten Risikofaktoren für die Herzgesundheit. Durch eine fettmodifizierte und ballaststoffreiche Ernährung (eben eine mediterrane Vollwerternährung) lässt sich der Cholesterinspiegel langfristig um 10 bis 30 Prozent senken.

. . . .DAS SOLLTEN SIE WISSEN. . . .

Nahrungscholesterin, das sogenannte »exogene« Cholesterin, beein-flusst nur teilweise den Cholesterinspiegel im Blut. Den anderen Teil macht das vom Körper selbst gebildete, das »endogene« Cholesterin aus. Dieses wird mitbestimmt durch genetische Anlagen und auch durch Stresserleben.

Um **Homocystein,** einen weiteren Risikofaktor, zu senken, braucht man genug Folsäure, Vitamin B6 und B12. Folsäure ist hitzeempfindlich; viel davon wird beim Kochen und Backen zerstört. Folgende Obst- und Gemüsesorten können Sie gut roh essen, um Ihren Folsäurebedarf zu decken:

+ Obst: Apfelsine, Avocado, Erdbeere, Himbeere, Honigmelone, Kirsche, Mango, Weintraube
+ Blattgemüse: Chicorée, Endivie, Kopfsalat, Spinat, Feldsalat
+ Fruchtgemüse: Gemüsepaprika, Gurke, Kürbis, Tomate
+ Knollengemüse: Fenchel, Knollensellerie (z. B. im Waldorfsalat), Mairübchen (zart und saftig), Rote Bete
+ Kohlgemüse: Blumenkohl, Brokkoli, Chinakohl, Kohlrabi, Weißkohl
+ Wurzelgemüse: Möhre, Pastinake (geraffelt)
+ Keimlinge und Sprossen aller Art (Sprossen von Hülsenfrüchten vor dem Verzehr blanchieren)

Suchen Sie sich diejenigen heraus, die Sie am besten vertragen und die Ihnen am besten schmecken. Wenn Sie aus dieser Liste nichts oder nur wenig essen, sollten Sie mit Ihrem Arzt über ein Nahrungsergänzungs-mittel sprechen.

Es gibt zwar Studien, die Vegetariern eine bessere Gesundheit beschei-nigen – trotzdem lautet unser Rat: Lassen Sie sich nicht verrückt machen, essen Sie mit gesundem Menschenverstand, maßvoll und vielseitig.

Ein Entlastungstag pro Woche

Sogenannte Entlastungstage werden zu Recht immer beliebter. Entlastungstage sind unkompliziert, und die Wirkung auf das körperliche Wohlbefinden ist unmittelbar erfahrbar. Der Verdauungstrakt erholt sich, das Gewebe entquellt und entwässert. Die inneren Organe atmen auf. Fettpolster werden zu Fettpölsterchen.

So geht's:

+ Gegessen werden nur pflanzliche Kohlenhydrate in Form von Naturreis, Pellkartoffeln, Dinkel, Hafer, Hirse, Gerste, Quinoa usw. (die Menge so anpassen, dass kein Hunger auftritt – ohne sich vollzufuttern).
+ Dazu kommt etwas Obst (z. B. ein gedünsteter Apfel zum Frühstück) bzw. Gemüse (als Rohkost oder gegart) mittags und abends.
+ Im Sommer und wenn es gut vertragen wird, kann der Entlastungstag auch als reiner Früchtetag (circa 1,5 Kilogramm) bzw. Rohkosttag durchgeführt werden.
+ Gewürzt wird mit frischen Kräutern und Gewürzen; kein Salz!
+ Viel trinken: Wasser, milde Tees usw., kein Alkohol, weniger Kaffee als sonst oder ganz weglassen. Nichts zwischendurch essen – Ausnahme nächster Punkt.
+ Bei großem Hunger zwischendurch etwas rohes Gemüse (gut kauen).

Es gibt keine allgemeingültigen Regeln, wie oft ein Entlastungstag gemacht werden sollte. Die bisherige Erfahrung zeigt, dass ein bis zwei Entlastungstage pro Woche gut machbar und sehr effektiv sind. Insbesondere der Blutdruck profitiert auch vom Fasten über mehrere Tage. Bei Untergewicht ist allerdings von Entlastungstagen und vom Fasten abzusehen.

Bestandsaufnahme

Welche Lebensmittel esse ich täglich:

....

Hautbild:

....

Gewicht:

....

Das esse ich, wenn ich Heißhunger habe:

....

....

Alternativen, die ich bei Heißhunger zu mir nehmen könnte:

....

So fühle ich mich jetzt:

....

....

Ernährungstagebuch

An diesen Tagen achte ich auf vollwertige Ernährung:

Morgens: Mittags: Abends:

Mo

Di

Mi

Do

Fr

Sa

So

Ernährungstagebuch

An diesen Tagen achte ich auf vollwertige Ernährung:

	Morgens:	Mittags:	Abends:
Mo			
Di			
Mi			
Do			
Fr			
Sa			
So			

Dos & Don'ts

Verteilen Sie Ihr Essen auf zwei bis vier Mahlzeiten, statt einmal am Tag eine XXL-Portion zu verspeisen. Sehr große Mengen belasten Herz und Kreislauf.

Streben Sie an, in Ruhe zu essen. Gutes Kauen steigert die Bekömmlichkeit. Ob dies auch beim Essen »to go« möglich ist, kann nur jeder für sich selbst entscheiden. Ein Sättigungsgefühl kann sich jedenfalls erst nach 20 Minuten einstellen.

. . . .UND DARAUF SOLLTEN SIE ACHTEN. . . .

Anregende Getränke wie Kaffee sind Genussmittel, ebenso alkoholische Getränke. Mit Maß und Ziel konsumiert, schaden sie dem Herz nicht. Bei Schlafproblemen besser keine koffeinhaltigen Getränke mehr nach 14 Uhr. Und Alkohol macht zwar müde, verschlechtert jedoch die Qualität des Schlafs.

Einige kleinere Studien deuten an, dass Frühstücken ein herzgesundes Verhalten ist: Es zeigen sich insgesamt bessere Stoffwechselwerte. Die Abendmahlzeit sollte als leichtere Kost eingenommen werden (kein Braten, nichts Frittiertes, keine schweren Mayonnaise-Gerichte oder dick mit Käse Überbackenes). Das heißt: Für die Herzgesundheit lieber mal »dinner cancelling« statt »breakfast skipping«.

Wenn Sie gerne kochen, probieren Sie wahrscheinlich auch öfter neue Gerichte aus. »Kochmuffel« müssen erst ein wenig über ihren Schatten springen und es einfach mal versuchen. Es geht ja nicht um Spitzengastronomie, sondern darum, sich selbst so zu versorgen, dass der Körper wirklich alles bekommt, was er braucht.

Vorher:

....

....

....

Nachher:

....

....

....

Mein Meilenstein

Was habe ich erreicht?

Welche kleinen Schritte können Sie gehen, um Ihre Ernährung zu verändern, sodass Sie Ihrem Herz und Ihrem Gaumen etwas Gutes tun? Nehmen Sie sich nicht zu viel vor, kleine Schritte bringen viel mehr! Und, nur zur Erinnerung: Der Mensch lebt nicht vom Brot allein! Gute Gefühle, Nichtrauchen, Bewegung, Wasseranwendungen usw. gehören auch dazu. Interessanterweise lassen sich diese Grundprinzipien auch in der Anti-Aging-Forschung wiederfinden. *Young at heart* eben.

Hirsefrühstück[1]

100 g	Hirse
200 ml	Wasser
2 EL	grob gehackte Walnüsse
2	Äpfel
½ TL	Bio-Ceylon-Zimt
2 TL	Maulbeersirup (oder Honig)
3 TL	Lein-, Hanf- oder Schwarzkümmelöl (oder je 1 TL)
2 TL	Kokosraspel

Die Hirse mit warmem Wasser waschen und im Topf 15 Minuten sanft köcheln lassen. Ein paar Minuten ausquellen lassen. Die gehackten Walnüsse fettfrei mild anrösten, zur Seite stellen. Äpfel waschen und putzen (beim Bioapfel die Schale mitverwenden), in Scheiben oder Stücke schneiden, in wenig Wasser dünsten. Mit Zimt und Maulbeersirup würzen. Mit der Hirse mischen, portionsweise anrichten, die restlichen Zutaten obendrauf geben.

Tipp: Ganz nach Geschmack können Sie andere Gewürze und Zutaten verwenden. Finden Sie die leckerste Variante! An richtig warmen Sommertagen fügen Sie die Äpfel roh unter die Hirse, lassen den Zimt weg und garnieren mit ein paar rosa Pfefferkörnern anstelle der Kokosraspel. Wenn Sie die Hirse über Nacht einweichen, halbiert sich die Kochzeit.

---

1   Wenn nicht anders angegeben, sind die Rezepte für 2 Portionen berechnet.

Rote-Bete-Suppe

400 g	Rote Bete (rohe Knolle)
2 EL	Olivenöl oder Rapsöl
500 ml	Gemüsebrühe
1–2 EL	Zitronensaft
	Salz, Pfeffer
200 g	saure Sahne oder Kokos-Joghurt

Rote Bete schälen und raspeln. Öl erhitzen, Gemüseraspel dazugeben und garen, ab und zu umrühren. Die Brühe angießen, einmal aufkochen und alles pürieren. Mit Salz, Pfeffer und Zitronensaft abschmecken. In tiefen Tellern anrichten und mit der sauren Sahne garnieren.

Info: Diese angenehm wärmende Suppe aus der weinroten Knolle versorgt Sie mit jeder Menge Mineralstoffen, Vitaminen und Flüssigkeit. Die Rote Bete speichert während ihres Wachstums sehr viel Nitrat. Dieser Stoff hilft Ihnen, den Blutdruck zu senken.

Tipp: Anstelle der sauren Sahne können geröstete Sonnenblumenkerne oder Sonnenblumensprossen genommen werden und ein Spritzer Kürbiskern- oder Hanföl.

Kohlrabi-Apfel-Rohkost

2	*zarte Kohlrabi (ca. 300 Gramm)*
1	*roter Apfel*
80 g	*saure Sahne oder Kokos-Joghurt*
2 EL	*gehackte Walnüsse*
	Nach Geschmack ein paar Tropfen Zitronen- oder Orangensaft

Kohlrabi schälen und raspeln. Apfel waschen, entkernen, raffeln.
Alle Zutaten gut vermengen und abschmecken.

Info: Dieses leckere Frischkost-Rezept ist eine echte Nährstoffbombe und bringt Herzschutz pur auf den Teller: Magnesium, Kalzium, Folsäure, Vitamin C, Beta-Carotin aus dem Kohlrabi, weitere Vitamine, das wertvolle Pektin aus dem Apfel und reichlich Omega-3-Fettsäuren aus den Nüssen ... Herz, was willst du mehr?

Tipp: Die saure Sahne ist durch Joghurt (hier: 3,5 % Fett) ersetzbar.

Chinakohlsalat
mit Frucht und Pinienkernen

50 g	Pinienkerne
100 g	Mandarinenstückchen
100 g	Joghurt oder Seidentofu
200 g	Chinakohl

Die Pinienkerne in einer beschichteten Pfanne hellgolden anrösten und zum Abkühlen zur Seite stellen. Mandarinenstücke unter den Joghurt ziehen. Chinakohl waschen, trocken schleudern und in Streifen schneiden. Die Joghurtsoße darüber gut verteilen, zum Schluss die Pinienkerne darüberstreuen.

Info: Hätten Sie's gewusst? Eine Mandarine – so eine köstliche orangefarbene Handvoll – deckt die Hälfte Ihres täglichen Vitamin-C-Bedarfs. Dieses Gericht ist aber auch reich an B-Vitaminen für Ihre Nerven und an blutdrucksenkendem Nitrat. Die Pinienkerne punkten mit Selen, Vitamin A und ätherischen Ölen, die die Verdauung unterstützen.

Tipp: Statt der leicht harzig schmeckenden Pinienkerne passen auch Walnusskerne sehr gut. Anstelle von Mandarinen können Sie auch Orangenstückchen, Birnen, Erdbeeren, Honigmelone, Papaya und Weintrauben nehmen.

Schwarze-Bohnen-Salat

Zutaten für 4 Portionen

250 g	*schwarze Bohnen*
250 g	*Dosenmais*
1	*orangefarbene oder rote Paprikaschote*
3	*Tomaten*
2	*Knoblauchzehen*
1 EL	*Olivenöl*
2 TL	*Essig*
je 1 Prise	*Meersalz, Pfeffer, Chili*

Die Bohnen und den Mais unter fließendem Wasser abwaschen und in einem Sieb gut abtropfen lassen. Paprika waschen, vierteln, Stielansatz und weiße Häute entfernen, das Fruchtfleisch würfeln. Tomaten waschen, Stielansatz entfernen, das Fruchtfleisch würfeln. Aus Essig, Salz, Pfeffer, Chili und Olivenöl eine Marinade zubereiten. Knoblauchzehen schälen, fein hacken, mit Salz bestreuen und mit einer Messerklinge zerdrücken oder durch eine Knoblauchpresse drücken. Mit der Marinade vermischen. Die Marinade über alle Zutaten verteilen und vor dem Servieren 15 bis 30 Minuten durchziehen lassen.

Tipp: Die Bohnen nach dem Abtropfen pürieren und mit Kapern, Pfeffer sowie Gewürzen nach Belieben kräftig abschmecken. Fertig ist ein veganer Brotaufstrich/Dip voller Mineralien und Protein.

Herzhafter Grünkernaufstrich/ herzhafte Grünkernbratlinge

50 g	Grünkern, fein geschrotet
200 ml	Wasser oder Gemüsebrühe
1	Zwiebel oder 2 Schalotten
2 bis 3	Knoblauchzehen
1 EL	Olivenöl
1	kleines Bund frische Petersilie
je 1 TL	Majoran, Thymian und Bohnenkraut
1 TL	mittelscharfer Senf
	Meersalz, Pfeffer

Aufstrich: Grünkernschrot trocken anrösten, bis er zu duften beginnt, ohne sich dunkel zu färben. Wasser bzw. Gemüsebrühe angießen, kurz aufkochen lassen. Umrühren und zugedeckt auf dem abgeschalteten Kochfeld circa eine halbe Stunde ausquellen lassen. Zwiebel und Knoblauch schälen, fein zerkleinern und mit den trockenen Kräutern im Olivenöl glasig dünsten. Mit der Grünkernmasse und der fein gehackten Petersilie vermischen und mit Senf und Pfeffer herzhaft abschmecken. Hält sich gekühlt 3 bis 4 Tage.

Bratlinge: Zur fertigen Masse ein Ei geben und gut untermischen. Mit angefeuchteten Händen Bratlinge formen und in Olivenöl bei mittlerer Hitze hellgoldbraun braten. Die Bratlinge schmecken warm und kalt.

Tipp: Bereiten Sie die doppelte Menge zu, dann können Sie die Hälfte als Brotaufstrich verwenden und die andere Hälfte weiterverarbeiten zu Bratlingen. Sie mögen keinen Senf? Weglassen und stattdessen mit einer Prise Salz würzen.

Rosinenbrötchen

250 g	Dinkelmehl (Type 812 oder 1050)
½ Pck.	Trockenhefe
125 ml	Milch (1,5% Fett)
4 EL	Rapsöl (mit natürlichem Butteraroma)
2 EL	Honig oder Rübensirup
3 EL	Rosinen
1 Prise	Zimt

Mehl mit Hefe mischen, dann die flüssigen Zutaten hinzufügen und mischen und mit Rosinen zu einem glatten Teig verarbeiten, mit Zimt abschmecken. An einem warmen Ort eine halbe Stunde gehen lassen. 8 bis 10 Brötchen formen, auf Backpapier setzen und eine weitere Viertelstunde gehen lassen. Bei 180 °C circa 25 Minuten backen.

Info: Dinkel mache »die Seele des Menschen froh und voll Heiterkeit«, schrieb schon die Heilige und Heilkundige Hildegard von Bingen im Mittelalter. Die hier verwendete Zwischentype des Dinkelmehls enthält wertvolle unlösliche Ballaststoffe, die Rosinen erfreuen mit blutdrucksenkendem Kalium, natürlicher Süße, nervenstützenden B-Vitaminen und einigen Mineralstoffen.

Tipp: Lassen sich gut einfrieren! Wer Rosinen nicht mag, lässt sie weg, diese Brötchen sind auch ohne Rosinen gesund und schmecken. Eventuell vor dem Backen mit Sonnenblumenkernen, Kürbiskernen, Mohn, Leinsamen oder Sesam bestreuen.

Kakao-Nuss-Creme

100 g	Haselnüsse
2 EL	Honig, kalt geschleudert
1 bis 2 EL	Biokokosöl
1 EL	Kakao
1 Msp.	Bourbon-Vanille (gemahlen)
1 Prise	Zimt

Nüsse sehr fein mahlen. Die anderen Zutaten zugeben und gut vermengen (eventuell Handrührgerät verwenden). Gut gekühlt circa eine Woche haltbar.

Info: Für Kakaofans und alle Süßschnäbel ist diese Creme eine sehr gesunde Alternative zu herkömmlichen Nuss-Nugat-Cremes. Kakao schützt Herz und Gefäße, un d er wirkt über die Nebennieren direkt stressmindernd. Die Haselnüsse enthalten außerdem viel zellschützendes Vitamin E.

Tipp: Tauschen Sie 1 EL Kokosöl gegen 1 EL geröstetes Haselnussöl, dann wird die Creme noch feiner.

Das hat mir gutgetan:

....

....

....

....

....

....

Zusammenfassung

Um sich einen Überblick über Ihre Ernährungsweise zu verschaffen, führen Sie zunächst ein Ernährungstagebuch (siehe Seite 80/81), ohne etwas zu verändern. Das mag etwas lästig sein, hat jedoch einen hohen Erkenntniswert. Erst im zweiten Schritt entscheiden Sie, welche Veränderungen Sie für sich vornehmen wollen. Das kann beispielsweise so aussehen:

+ Jeder Montag ist ein Entlastungstag.
+ Von heute an täglich ein Vollkornprodukt.
+ Jeden Tag ausreichend trinken, auch und vor allem Wasser und (Hibiskus-)Tee.
+ »Take Five« – täglich Gemüse/Obst/Nüsse
+ Gesünderes Öl verwenden
+ Statt an fünf Tagen die Woche Fleisch nur an drei Tagen (nur ein Beispiel).

Zum guten Schluss

Hand aufs Herz: Wie geht es weiter? Ausgangspunkt und Ziele haben Sie vermutlich schon bestimmt. (Falls nicht, machen Sie es doch jetzt!) Hängen Sie sich den Zettel gut sichtbar auf! Ergänzen Sie Ihre Meilensteine, die Sie nach jedem Kapitel festgelegt haben. Planen Sie einen Wochentag ein, um ein kurzes Zwischenfazit zu ziehen! Erzählen Sie Ihrer Familie und Ihren Freunden von Ihren Vorhaben! Für viele Menschen ist es hilfreich, sich regelmäßig von der Begeisterung anderer anstecken zu lassen und neue Motivation zu tanken. Gehen Sie zur Blutspende! Wenn Sie neugierig sind, versuchen Sie weitergehende Therapieverfahren wie Akupunktur, Neuraltherapie, Osteopathie, Homöopathie … Einen Versuch ist es allemal wert, wenn Sie den Therapeuten für kompetent und sympathisch halten, er moderate Preise hat und keine überzogenen Heilsversprechen macht. Denken Sie daran: Arztbesuche sollten nicht Ihr halbes Leben ausfüllen.

Wir wünschen Ihnen ein gesundes und offenes Herz!

Ihre Autoren
Dr. Markus Zillgens und Sabine Pork

> »Es ist nicht so wichtig, wo wir stehen,
> sondern in welche Richtung wir gehen.«

Noch mehr unabhängige Informationen ...

Woran die meisten nicht denken: Die gesetzlichen Krankenkassen und auch die privaten Krankenversicherungen halten eine Vielzahl von nützlichen Informationen bereit. Fragen Sie einfach einmal in der Geschäftsstelle Ihrer Versicherung nach. Oder informieren Sie sich auf den Internetseiten Ihrer Krankenkasse.

Speziell zum Thema Herz-Kreislauf-Gesundheit bieten verschiedene Organisationen Hilfen und Informationen an. Auch hier können Sie sich ohne große Mühe im Internet informieren:

Die Deutsche Herzstiftung e. V. wurde 1979 gegründet und hat heute mehr als **100.000 Mitglieder.** Zu den Hauptaufgaben der Herzstiftung gehört es, Patienten **in unabhängiger Weise** über Herzkrankheiten aufzuklären: Welche Therapien sind sinnvoll und welche Behandlungsmethoden können heute nicht mehr empfohlen werden. Bekannt ist die Deutsche Herzstiftung außerdem durch große, bundesweite **Aufklärungskampagnen und wichtige Forschungsprojekte,** die in der Vergangenheit von der Herzstiftung auf dem Gebiet der Herz-Kreislauf-Erkrankungen gefördert wurden.
www.herzstiftung.de

Die Deutsche Hochdruckliga e. V. hat es sich zur Aufgabe gemacht, Informationen über das Thema Bluthochdruck zu verbreiten, sodass möglichst viele Menschen von ihrem Risiko erfahren und frühzeitig behandelt werden können. Die Organisation ist auch in der Fortbildung von Ärzten und in der Förderung von Forschungsprojekten tätig.
www.hochdruckliga.de

Institut für Qualität und Wirtschaftlichkeit im Gesundheitswesen (IQWiG, Patienteninformationen zu Krankheiten), eng verbunden mit dem Bundesgesundheitsministerium: www.gesundheitsinformation.de

Bundesärztekammer, »Patienten-Leitlinien«. Sehr ausführlich oder zum gezielten Nachschlagen:

www.patienten-information.de/patientenleitlinien/
patientenleitlinien-nvl/html/khk

Ihr persönliches Risiko

Es gibt verschiedene kostenlose Rechner zur Bestimmung Ihres Herz-Kreislauf-Risikos, im Internet und zum Teil auch auf Papier. Die Internetversionen sind einfacher und genauer. Die Papierversionen funktionieren auch ohne Computer und zeigen, wie Sie Ihr Risiko beeinflussen können, wenn Sie z.B. das Rauchen aufgeben oder den Blutdruck senken. Sie brauchen dazu Ihre Cholesterin-, Blutdruck- und teils Blutzuckerwerte!

Bitte denken Sie aber immer daran, dass eine Statistik nichts über den Verlauf bei einem Einzelnen aussagt! Auch wenn bei Ihnen ein hohes Risiko herauskommt, können Sie zu den Glücklichen gehören, die einen besseren Ausgang haben! Trotzdem möchte ich Sie ermutigen, hinzusehen und zu versuchen, Ihr Risiko zu senken!

+ Internet – der genaueste und speziell für Deutschland:
  www.carrisma-pocket-ll.de (oder »CARRISMA-Rechner« in die Suchmaschine eingeben)
+ Papierversion
  www.arriba-hausarzt.de/downloads/arriba_risikokalkulationsbogen.pdf
  www.escardio.org/static_file/Escardio/Subspecialty/EACPR/Documents/
  score-charts.pdf
+ Für Deutsche gilt der »European low risk Chart«.

Besuchen Sie uns im Internet: www.mens-sana.de

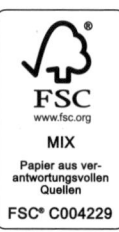

FSC
www.fsc.org

MIX
Papier aus ver-
antwortungsvollen
Quellen
FSC® C004229

Originalausgabe März 2018
© 2018 Knaur Verlag
Ein Imprint der Verlagsgruppe Droemer Knaur GmbH & Co. KG, München
Redaktion: Dr. Ulrike Strerath-Bolz
Innenteilbilder: Shutterstock.com
Dekoelemente: S. 3, 6, 21, 37, 41, 53, 65, 71 iStockphoto / venimo
Alle weiteren Dekoelemente und Hintergründe: Shutterstock.com
Covergestaltung: atelier-sanna.com, München
Coverabbildung: iStock.com / venimo
Innengestaltung und Satz: atelier-sanna.com, München
Druck und Bindung: Uhl, Radolfzell
ISBN 978-3-426-65814-7

5 4 3 2 1